活出生命的意义

青少年版

MAN'S SEARCH FOR MEANING
Young Readers Edition

[奥] 维克多·E. 弗兰克尔 | 著　张东宾 吕娜 | 译　郑昊 | 审校

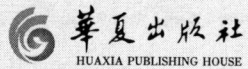
华夏出版社
HUAXIA PUBLISHING HOUSE

目录

001 // 序言（张东宾译）

001 // 自序（吕娜译）

001 // 第一部分　在集中营的经历（吕娜译）

091 // 第二部分　意义疗法概略（张东宾译）

　　095 // 追求意义的意志

　　097 // 紧张的重要性

　　100 // 存在的虚无

　　102 // 生命的意义

　　104 // 存在的本质

　　106 // 爱的含义

　　107 // 苦难的意义

　　111 // 意义治疗心理剧

　　114 // 超级意义

　　117 // 生命的短暂

119 // 自由与责任

122 // 精神病学的信条

123 // 精神病学的人性化回归

125 // 后记（吕娜译）

136 // 精选书信（张东宾译）

136 // 给威廉（Wilhelm Börner）和塞弗·伯纳（Setpha Börner）的信

140 // 巴伐利亚州蒂尔克海姆集中营被捣毁四十周年纪念演讲

144 // 希特勒入侵五十周年演讲

149 // 词汇表（张东宾译）

151 // 维克多·弗兰克尔生平以及大屠杀年表（张东宾译）

155 // 译后记

序 言

在我 15 岁的时候,在放暑假前的最后一天,我的英语老师来到学校,告诉了我们一个大概有 40 本书的书单。他说:"我想让你们在假期里读一些这个书单里的书。暑假过后,我并不会就此对你们做阅读测试,也不会问你们读了什么,或者让你们去写读书报告。但是,这个书单里的每一本都是很有分量的文学巨作。在过去的这些年里,这些书对我来说非常重要。如果你们能够抽出时间去读一读它们,并且能够让书中的故事和声音进入你们的生命当中去,它们就会让你们用一个不同的视角看待世界,而且很可能会改变你们的人生。"

当时的我对书单里的书都不熟悉。在我成长过程中,这是我以较严肃的方式接触成年人文学的一个开始,而所有这些书对当时的我而言都是陌生的。不过,作为一个痴迷于阅读和写作的少年,这个书单令我很兴奋。第二天一早,我就骑着自行车去了当地的书店,准备开始我的阅读之旅。我花了很长时间才决定下来从何处开始,最终我选择了普里莫·列维[①](Primo Levi)的《如果这是一个人》(*If This Is a Man*)。

这本书对我产生了深远的影响。现在看来似乎有点奇怪,因为作为20世纪80年代中期在爱尔兰长大的孩子,我并没有在学校学习过有关纳粹大屠杀的历史。因此,除了我在电视上看过的战争电影以及偶尔从图书馆借来的专门向年轻读者介绍第二次世界大战的小说之外,这本书成为我对一个新主题的启蒙。在随后这些年里,这个主题让我如此着迷又如此震惊。它甚至成为我人生的一个内在部分,虽然我出生时,已经距离解救最后一个死亡集中营过了25年之久。

就像读书时经常发生的那样,在那年夏天的暑假里,我总是被一本书引到另一本书,然后又是另一本书。很快,我就放弃了老师列的书单,开始让作家和故事来决定我下一步读什么。我选择了普里莫·列维的自传著作以及安妮·弗兰克(Anne Frank)和埃利·威塞尔(Elie Wiesel)的著作,还有一些历史书以及一本希特勒的传记。然后,在夏天快要结束,正准备测

---

① 普里莫·列维,意大利犹太化学家,纳粹大屠杀幸存者和作家。其最著名的作品《如果这是一个人》,讲述了他在纳粹占领的波兰奥斯威辛集中营中被囚禁的故事。——译者注

量下一学期校服的尺寸时，我发现了维克多·E.弗兰克尔（Viktor E. Frankl）写的《活出生命的意义》。这本书的书名惊吓到了我，但在我试图了解那个最可怕的历史时期时，这惊吓似乎是对我的教育的一种自然延续。那个特殊的历史时期，向我展示了人类居然可以如此残酷。

弗兰克尔的书，就像列维、威塞尔和安妮·弗兰克的书一样，对我的影响极大。不管我是在1986年时阅读它，还是30年后为了写这个序言而再次阅读它，它都影响着我。弗兰克尔对囚徒们在极端非人性化的经历中的感受的分析，有一点很清楚，他的分析既因为缺乏对苦痛的渲染而让人惊讶，又因为它过于清醒而让人深受启发。囚徒们的感受包括：震惊、沮丧和被迫离开家园，被带到完全陌生和令人恐惧的地方所产生的感受；为了适应在致命的带电围栏之中的生活，内心不得不面临的挑战；为了能够活下去而不得不竭尽全力的人类本能；还有，对于那些幸存下来的受害者来说，发现自己被解救后进入了一个彻底改变了的世界后内心所遭受到的严重创伤，而这些创伤，可能需要他们花费数十年的时间才能慢慢消化。

弗兰克尔甚至使我们对"存活"这个词产生了怀疑。真的有人从集中营里"存活"下来了吗？我不确定是否有人存活下来了，因为事实证明那段经历如此颠覆一切，那些回忆如此残酷，那种失去亲人的悲痛如此深重，以至于它们一直盘桓脑际，让人难以平静。

难民营的受害者们写的每一份回忆录虽然各不相同，但都让人震惊。不过对我而言，弗兰克尔书中最意外的内容之一就是他的核心信念，即我们存在的每一个时刻，快乐、悲伤也好，慷慨、残忍也罢，都给了我们某种生活体验，都应该被接受。这个概念有一点犬儒主义，理解起来可能颇费思量（事实上，我认为人们只有体验了弗兰克尔所经历的一切才能完全理解它），但它给弗兰克尔提供了每天都想办法生存下去的勇气，并最终运用他的经历，号召那些有相同经历的普通人群体一起勇敢地向世人分享他们的遭遇，分享他们那些最黑暗的日子，分享那些惨痛的经历而并不自怨自艾。他明确希望我们谅解，并通过谅解避免类似事情再次发生。

弗兰克尔因为他充满争议的信念而超前于他所处的时代。他认为，自由选择的意志仍然是被囚禁者们人生的固有部分，即便是在最极端的情况下，人也不能丧失希望，否则就是对黑暗的彻底投降。他对不同类型的人（无论是集中营的看守还是囚徒）的分析也令人吃惊，而他在被囚禁期间对于这两者的临床检查也确实充满了冒险。当他的这本书于1946年首次出版时，书中的内容令人震惊，甚至令有些人感到很不愉快。

然而，对我而言，这本书中最吸引我的部分是他对受害者被解救之后人生的探索——我更愿意用"受害者"而不是"囚徒"这个词，因为"囚徒"暗示当事人应得到惩罚性监禁，而"受害者"则明确表明当事人无辜。我们这一代人或者有相同背景的人，根本无法想象头脑里有那些互相冲撞着企图占据主导地位的各种情感：解脱、混乱以及愤怒。更进一步说，我认为，这对我们任何人来说都是不可能的。当情绪和人格被割裂得支离破碎时，想要在以后的人生中寻找任何快乐，都将成为一种不间断的挑战。毕竟，当你看过了人类最恶劣的暴行之后，你又如何能若无其事地继续生活在人类中间？然而对于每一个受害者来说，这却是他们必须要学着接受的事实。也许有些受害者比其他受害者在应对这方面的问题时更为成功，而对于弗兰克尔来说，他只有一种应对方法：把它写出来。

维克多·弗兰克尔在我还是个孩子的时候就去世了。我很幸运能成为最后一批通过自己的创作尝试着去了解大屠杀的作家中的一员，能有机会在过去的这些年里，通过旅行与那些集中营的幸存者见面。在我的职业生涯当中，最令我感到谦卑的经历就是在世界各地的社区中心、会堂、剧院和节日舞台上，听观众们站起来讲述他们自己的回忆；而且，我始终都非常珍视在这之后跟他们的交谈。我感到很荣幸，因为我能在他们中间，聆听他们那些远比我自己写的内容真实和有分量的故事，同时也为自己只是凭借想象撰写这个主题而感到有些自不量力。在我们的交谈中，维克多·弗兰克尔的名字和他的《活出生命的意义》总是一次又一次地被提起。《活出生命的意义》这本书和其他那些经典作品一起，使我们对那个时代的记忆更加鲜活。而且它总是会如此，因为那是弗兰克尔留给世人的遗产。

我们为什么继续写与它相关的东西？这是一个经常会被问起的问题。我认为，这是因为，尽管所有富有影响力的小说、回忆录以及其他文学作品都能激发讨论、热爱甚至批评，但是文学（与政治或宗教实践经常相对）的乐趣却是它包含了不同的观点；它鼓励辩论，允许我们能够与最亲密的朋友和最爱的人进行热烈的交谈。而在这个过程中，没有人会受伤，没有人会被带离家园，也没有人会被杀害。

维克多·弗兰克尔必定了解这一点，因为《活出生命的意义》就是这样的一本书。一本值得阅读、值得珍视、值得辩论并终将让那些受害者的回忆永远保持鲜活的书。

约翰·伯恩（John Boyne）

约翰·伯恩除了写作过几本成年人小说，还写作了5本针对年轻读者的小说，其中包括《穿条纹睡衣的男孩》(*The Boy in the Striped Pajamas*)。

自 序

目前,这本书已用英文印刷了100多版、销量突破300万册,还以其他21种语言出版。

这些不争的事实也是美国报业和美国电视台的记者开始采访我的原因,他们通常在罗列这些数据之后惊叹道:"弗兰克尔博士,你的书成了真正的畅销书——对此成就你有何感想?"每到这时,我就会如实相告:我压根儿没有以畅销书作者的身份去看待这本书,也没有把它作为一种成就。就我个人而言,我更愿意把这本书看作对我们这个时期困境的一种表达:如果数百万的读者去购买一本标明能解决有关生活意义问题的书,那说明这个问题一定是当下最急需解决的。

当然,书中的某些其他内容可能也增强了本书的冲击力。例如,书的第二部分是理论部分(意义疗法概略),浓缩了第一部分的精华;第一部分是自传部分(在集中营的经历),是对理论部分的实证，两部分共同提升了本书的可信度。

在我 1945 年提笔创作这部作品时，我并没有太多的想法。在随后完成本书创作的 9 天时间里，我都坚持要匿名出版这部作品。事实上，最早出版的德语版上本没有出现我的名字，但在出版前的最后关头，在朋友的劝说下，我勉强在扉页上印上了自己的名字。起初我抱有一种坚定的信念：这是一部匿名作品，它不会给作者在文学方面带来什么声誉。我的初衷很简单，我只是想通过具体的事例向读者传递一种观点——生命在任何条件下都有意义，即便是在最恶劣的情形下。如果这种观点在某些极端的环境中得到验证，我的作品或许会引起人们的关注。因此，我认为我有责任将自己的经历写下来，或许这对那些绝望中的人会有所帮助。

让我惊讶而又感到非同寻常的是，在我的众多著作中，恰恰是这本我原来打算匿名出版的书出乎意料地给我带来了极大的成功。因此，我再三叮嘱我在欧洲和美国的学生："不要只想着成功——你越想成功，就越容易失败。成功就像幸福一样，可遇而不可求。它是一种自然而然的产物，是一个人无意识地投身于某一伟大的事业时产生的衍生品，或者是为他人奉献时的副产品。幸福总会降临的，成功也同样如此：常常是无心插柳柳成荫。我希望你们的一切行为服从良心,并用知识去实现它。总有一天(当然是相当长的时间之后——注意,我说的是很长一段时间后)你会发现,正是由于这种平常心,成功将降临于你。"

读者可能会问为什么在希特勒占领奥地利后我不设法逃离险境。就让我的回忆来回答这个问题吧。在美国参加第二次世界大战后不久,我接到了让我去美国驻维也纳领事馆领取移民签证的邀请。年迈的父母闻讯后欣喜万分,他们一直指望着我能够平安离开奥地利,然而我却变得有些犹豫。我真能忍心撇下双亲,让他们独自等待着被送往集中营的厄运吗?身为儿子,我承担了自己的责任吗?我应该移居到一块能够让我安心创作的乐土吗?是集中精力发展我的意义疗法,还是应该担负起儿女真正的责任,尽一切可能保护父母?我左思右想,实在想不出更好的办法;这也是一种两难境地,人们通常希望得到"上苍的暗示"。

正在为难之际,我注意到了我家桌子上的一块大理石。我向父亲问起它的来历,他告诉我,这是他在被纳粹焚烧的维也纳最大的犹太会堂遗址上发现的。他把这块大理石带回了家,因为上面镌刻了十诫的部分内容。父亲向我解释那些希伯来文字,说它代表了十诫中的一条。我急忙问道:"是哪一条?"他答道:"荣耀你的父母,地上的生命将能得到延续。"就在那一刹那,我决定留下来,陪伴我的父母,就让美国移民签证过期吧。

维克多·E.弗兰克尔

第一部分

在集中营的经历

首先申明，本书并不是对某些事实的陈述，而是有关我个人经历的记录，同时也是对数以百万的囚徒经历过的事件的记录。这是由一名集中营的幸存者亲口讲述的故事。故事的焦点不是大家常听到的有关集中营的恐怖遭遇，而是一些小的磨难；换句话说，就是想要回答一个问题：集中营的日常生活是如何反映在普通囚徒的思想中的？

文中所描述的多数事件并不是发生在诸如奥斯威辛这样著名的大集中营，而是一些小的集中营。事实上，死亡大多发生在这些小集中营。本书的主人公不是平日里受人景仰的大英雄、烈士，也不是那些有名的囚头（就是狱中充当临时财产托管人并享有特权的囚徒）或者有名的囚徒。本书不是名人的受难记，而是将注意力集中在那些不为人所知、没有记录在案的遇难者所遭受的磨难和死亡上。书中讲述的正是这些普通的囚徒的经历，他们没戴表明身份和特权的袖箍，也时常遭到囚头的轻视。当普通囚徒饥寒交迫时，囚头们却衣食无忧。不夸张地说，许多囚头在集中营的日子甚至要比进集中营之前的任何时候都好。与看守相比，这些人更为凶狠，在鞭打普通囚徒时更为残忍。当然，集中营挑选这一类人时也有特定的标准，那就是被选中的囚徒的性格要适合这份工作，而且，一旦这些囚徒没有遵照指令完成任务，那么他们的职位也会不保。不久，他们就会变得与纳粹的看守一样凶猛残忍。人们可以以纳粹看守的心理来判断这些人的心理状态。

  对于没有经历过集中营生活的人来说，很容易对有过这种经历的人抱有一种错误的同情心态。外人对于囚徒之间为了生存的残酷斗争一无所知。这是一场为了每天的面包、为了生活、为了自己或朋友命运的斗争。

  首先让我以一次转移为例：有时集中营会将某囚犯转移到另一集中营。但通常情况下，这种转移就是一次死亡之旅，终点站是毒气室。转移的囚犯多半是那些基本丧失劳动力的体弱多病者，他们会被送往设有毒气室和焚烧炉的中心集中营。这个选择的过程开始后，囚徒个人之间或者群体之间会为了争取生存的机会而斗争。其中，最重要的是将自己或朋友的名字从转移名单中划去，尽管每个人心里都明白，自己或朋友的胜出就意味着另一个人的死亡。

每次转移都会转走一定数量的囚徒。这其实无关紧要，因为所有的囚徒都只是某个号码而已。在进入集中营时（至少在奥斯威辛如此），他们所有的个人文件或财产就被全部没收，因此，所有人都有机会提供虚假的个人信息。事实上，出于种种原因，很多人都是这样做的。监狱当局关心的只是犯人的号码。这些号码通常会刺在犯人的皮肤上，并且还要缝在裤子、夹克或上衣的某个醒目位置上。看守如果想要指控某个犯人，只需轻轻瞟一眼对方记住号码就可以了（可以想象我们是多么害怕这一瞟吧）。他们从不会去问犯人姓甚名谁。

让我们重新回到这个话题。人们没有时间也没欲望去考虑道德和伦理问题。每个人的脑海中只有一个想法：为了家中等待着他归来的亲人，他必须要活下来并保护自己的朋友。因此，他会尽量设法使另一个囚徒、另一个号码来取代他在名单中的位置。

如前所述，挑选囚头是个被动的过程。只有最残忍的囚徒才能被选中（当然也有一些让人高兴的例外）。但除了党卫军的被动选择外，囚徒当中还有一种自主选择囚头的过程。一般来说，只有那些经历过集中营的数次转移、在生存斗争中已经无所顾忌的人才能活下来。为了生存，他们可以使用一切手段，诸如出卖人格，甚至还使用暴力、偷窃和出卖朋友。我们这种人之所以能够存活，不管你怎么看，我认为纯属幸运和上天的庇佑。但很可惜，我们当中最优秀的却没有我们这么幸运。

有关集中营的真实情况在各种档案和卷宗中随处可见。在这本书中，这种真实情况只是与某个人有直接关系时才具有意义。这些真实的经历正是本书所有叙述的重点。对于曾经的集中营囚徒来说，本书想要尝试用今天的视角来解释过去的那段经历。对于未曾经历集中营囚徒生活的人来说，本书将有助于他们全面了解，最重要的是理解为数不多的幸存者的经历，进而意识到他们今天所面临的生活的艰辛。这些幸存者常说："我们不喜欢谈论我们的过去。对于经历过这场噩梦的人来说，所有的解释都是多余的；而对于没有这种经历的人来说，他们不会理解我们过去的感受，也不会理解我们现在的感受。"

要用心理学所要求的某种严格方法来对这样的主题进行解释和陈述是有一定难度的。但如果这个旁观者本身就是囚徒，他还会具有客观性吗？旁观者可能具有客观性，但这并不意味着他一定能够做出有价值的判断。只有亲身经历过这一切的人才会知道这种价值所在。其判断有可能不是那么客观；其评价也有可能不那么公正，这都是不可避免的。试图完全摒弃所有的个人偏见，正是此类著作面临的难题。有时在提及自己过去的经历时，人们是需要一定勇气的。在创作这部作品时，我曾想过匿名发表，用我在狱中的号码来代替姓名。但在作品完成后，我突然意识到，如果匿名出版，这部作品的价值将大打折扣，我必须鼓起勇气署名公开发表。因此，我没有删减任何内容，尽管我本人并没有什么表现癖。

我没有从书中提炼出任何纯粹的理论。如果有人愿意，可以尝试。这样做可能会大大丰富囚徒心理学。这种始于第一次世界大战之后的心理学研究让我们知道了"铁丝网综合征"。我们还要感谢第二次世界大战，它丰富了"大众心理学"的知识（如果有必要，我可以引用由勒布朗创作的众所周知的短语和书名），因为战争引发了神经之战，战争给了我集中营。

这个故事记录了我作为一名普通囚徒的经历。首先，我要自豪地强调一点：除最后几周以外，我在集中营里没有当过精神病医生，甚至连医生也没做过。而收监号码为119104的我，大部分时间只能干挖铁路、铺轨道这样的重体力活。例如，有一回，我的工作就是独自挖一条大路上的排水管道。好在这样的工作是有报酬的。1944年圣诞节前夕，有人送了我一份所谓"奖

第一部分　在集中营的经历

券"的礼物。这是建筑公司专为我们这些卖身当奴隶的人发行的，同时以每天参加工作的囚徒的人数为计酬依据，向集中营当局支付报酬。每张奖券实际相当于50芬尼，通常在几周后，一张奖券可换取6支香烟，尽管有时会失效。手头有12支香烟后，我的自豪感便油然而生。但更重要的是，这些香烟还可以换取12份汤，这些汤足以让人暂时抵挡饥饿。

实际上，只有囚头狱霸才有吸烟的特权，他们每周能获得定额奖券。仓库和车间的管理员们也可以吸烟，他们可以收到一些人为逃避危险工作而行贿的香烟。而那些失去生活信心，打算"享受"最后几天监狱生活的囚徒则是吸烟者当中的特例。每当看到狱友吸烟时，我们就知道他已失去了生活下去的勇气。勇气一旦失去，几乎就不可能再恢复。

人们在查阅依据囚徒的观察与经历撰写而成的大量死亡报告时显然可以发现，囚徒对集中营生活的精神反应可以被划分为三个阶段：收容阶段、适应阶段、释放与解救阶段。

第一阶段显露的症状是惊恐，有时，这种恐惧在进入集中营之前就已经产生了。下面我要讲述的是自己刚刚进入集中营时的感受。

坐了几天几夜的火车，1500人最终被押送到集中营。火车的每个车厢都要容纳80人，而所有人只能躺在自己的行李上，守着所剩无几的个人财产。车厢内拥挤不堪,只有些许灰暗的光从车窗顶部透射进来。人人都期待火车能开到某家军工厂,我们只是被送到那里从事强制劳动的,但没人知道此刻我们的火车是仍在西西里亚还是已经到了波兰。火车不断地发出怪诞的嘶鸣,像是因怜悯这些注定走向地狱的人而发出的求助呼喊。当火车进入岔道,显然是要驶入大站时,焦虑的乘客中突然发出一声惊呼:"站牌,奥斯威辛!"刹那间,每个人都心搏骤停。奥斯威辛——这个名字代表着所有的恐怖:毒气室、焚烧炉、大屠杀。火车慢慢地、犹豫地继续行驶,似乎也在尽可能地拖延乘客恐惧的时间:哦!这就是奥斯威辛了!

黎明已至,集中营的庞大轮廓渐渐清晰。长长的铁丝网、岗楼、探照灯,还有几排衣衫褴褛的囚徒在暗淡的曙光中沿着笔直而荒凉的大道走向无人知晓的目的地。我们的耳边不时传来零星的传令声与哨声,这些声音的确切含义我无从得知,但它们让人心中自然浮现出一幅吊着人的绞刑架的恐怖场景。除了极度惊恐,我没有其他感觉。从那一刻起,我们不得不逐渐适应这种极度惊恐的状态,直至习以为常。

终于,我们进站了,车厢里最初的寂静被粗暴刺耳的命令声打破。从那时起,这成为我们在集中营最常听到的声音。它有时极其近似于垂死者最后的哀号,但又有所不同,因为这是一种刺耳的嘶哑声,像是一个持续遭受砍杀之痛的人从喉咙里不断发出的惨叫声。车厢门被推开,一小队囚徒蜂拥而入。这些人穿着条纹囚服,头发剃得精光,看起来营养不错,说各种各样的欧洲语言,都带着在这一环境中听起来十分怪异的幽默感。仿佛一个快要淹死的人抓住了救命稻草一样,天生乐观的我(乐观情绪经常主宰着我的情感,连最绝望时也是如此)常常想:这些囚徒看起来身体健康、情绪高昂,还时常笑哈哈的,说不定我也能获得他们这样好的待遇呢。

精神病学中有一种被称作"暂缓性迷惑"的状态。被宣布处决的人在行刑前的最后时刻会产生死刑可能暂缓执行的幻觉。我们也抱着这种希望,相信最后的结果不至于太糟。这一小队囚徒胖乎乎、红润润的面庞就是对我们极大的鼓舞。其实,当时的我们并不知道,几年来日复一日跑到车站接新囚徒的这些人是经过特别挑选的"精英"。他们负责接管新囚徒及其行李,这些行李中藏着原本严禁携带的珠宝和其他稀有物品。欧洲战争的最后几年,奥斯威辛一定算得上一个奇特的地方,不论是在大仓库里还是在党卫军手中,金银饰品和钻石等罕见珠宝随处可见。

1500名囚徒一股脑儿地被关进了最多只能容纳200人的棚屋里。饥寒交迫的我们挤在一起,屋子拥挤到几乎无法蹲下的地步，更不用说躺着了。一块5盎司①重的面包是我们4天里唯一的食物。然而我却听到一名负责棚屋的高级囚徒与一名接待队成员就一枚白金和钻石制成的领带夹讨价还价，一番争执得来的大部分收益将被用来购买杜松子酒。我记不清度过一个"快乐夜晚"需要买几千马克的杜松子酒了，但我知道那些刑期漫长的囚徒确实需要借酒消愁。在这种环境下，谁会责怪他们用酒精来麻醉自己呢？还有一些囚徒可以得到党卫军无限量提供的烈酒，他们就是在毒气室和焚烧室工作的囚徒，他们也十分清楚自己终有一天会被一拨新人所替代。那时，他们不再是行刑者，而是成了受刑者。

在我们这拨被转移的囚徒中，几乎人人都抱着可能会被缓期执行死刑的幻想，也总觉得事情会有转机，因此对眼前的潜在危机视而不见。我们接到通知，要将行李留在车上，所有人员排成两队，男女各一队，列队从党卫军的一名高级军官面前走过。令人惊奇的是，我居然有勇气将帆布背包藏在外衣里。我所在的这一队人一个个地从这位高级军官面前走过，如果被他发现，我就危险了。根据过去的经验，我知道他至少会把我打翻在地。走到他面前时，我本能地挺直腰板以防秘密被识破。

---

① 1盎司=28.35克。

第一部分 在集中营的经历

我与他面对面时发现，他瘦高个子，穿着干净整齐的制服，与我们这些经过长途跋涉脏乱不堪的人形成鲜明的对比。他一副漫不经心的样子，左手托着右肘，右手的食指懒洋洋地朝左右指点着。没人知道他的指指点点中隐藏的险恶用意，他一会儿朝右指指，一会儿朝左指指，但朝左指得更频繁些。

快轮到我时，旁边的一个人悄悄告诉我，分到右边的是干活的人，分到左边的是老弱病残、不能干活的人，这些人要被送到特殊营地。我静静地等待着这第一次并且后来反复出现的过程的到来。帆布背包压得我略微向左倾斜了一点儿，我就用力挺直腰板。党卫军军官仔细审视我，好像很犹豫，然后把双手放在我肩上。我尽量表现得很精干。他慢慢地向右转动我的双肩，我便顺势朝右转了过去。

晚上，我们了解到那位军官指指点点背后的一些重要知识。这是我们遇到的第一次挑选，也是生死攸关的判决。经过这次判决，在这批被转移的人中，大约90%的人要走向死亡。死亡判决是在进入站台后的几个小时之内完成的。分到左边的那些人将从站台直接行进到焚烧室。在焚烧室干活的一名工友告诉我，焚烧室的门上用几种欧洲文字写着"澡堂"二字。每个囚徒进去时手里都拿着一块香皂。谢天谢地，我不用描述随后发生的事件了吧。最后的结果可想而知，许多书中都描述了这一恐怖的过程。

晚上,我们这批活下来的少数人才听到这个噩耗。我向待在那里时间较长的囚徒询问我的同事和朋友 P 被送到哪里去了。

"他分到左边了吗?"

"是的。"我答道。

"那你可以在那里见到他。"他告诉我。

"哪里?"我追问了一句。他随手指向几百米外的烟囱,烟囱里冒出的一串串火苗映照着波兰灰暗的天空,又慢慢融入幽暗的烟云。

"你的朋友正慢慢地飘向天空。"他答道。起初我不太理解,直到后来有人用通俗的语言做了解释,我才明白他那句话的真正含义。

我不想就此多说一句。从心理学角度讲,从拂晓时分到达车站一直到在营地度过第一夜,在我们心中,这是一个漫长的过程。

在荷枪实弹的党卫军护送下,我们跑步从火车站出发,经过带电的铁丝网,穿过集中营,到达清洁站。在那里,我们这些初次被筛选出来能活着的人,真正地洗了个澡。被缓期执行死刑的幻想也得以实现。奇怪的是,那些党卫军看起来十分平易近人,其中的原因不久我们就知晓了。他们在看中我们的手表并婉言说服我们交出来时,显得极其友好。难道我们不该向这些友好人士上交那些财产吗?难道这样的好人不该拥有这些手表吗?也许有一天他们会报答我们。

当我们在貌似消毒室的屋子里等待时,党卫军来了。他们在地上铺开一块毯子,让我们把所有的财物包括手表和珠宝都扔到上面。一些天真的人还问他们能否保留一枚戒指、一块奖牌或一件幸运物,这惹得那些老到的囚徒发出阵阵笑声,他们在嘲笑这些天真的人尚未意识到自己的财产都要被剥夺的事实。

出于想结交一位老囚徒当知心朋友的愿望,我偷偷靠近了他们当中的一位,指着自己上衣口袋中的一卷纸说:"嗨,这是一本科学著作的手稿。我知道你会对我讲,能够活命就谢天谢地了,还谈什么手稿。但这本手稿是我活下来的唯一希望。虽然我知道要相信命运,但我无法控制自己,我要不惜一切代价保留这本耗尽我毕生精力的手稿。你能理解吗?"

我感觉到他开始理解了,他的脸上慢慢露出一丝笑容,起先是哀怨的苦笑,随即转化成嘲讽的和侮辱的笑容。最后,他甩给我一句囚徒们常用的狠话:"狗屁!"那一刻,我懂得了一个简单的道理,心理上也到达了第一阶段反应的极点——我否定了自己的前半生。

我们一直站着,面无血色、惶惶不安、绝望地争论着。突然，人群中一阵骚动，我们再次听到了嘶哑的命令声。随即，我们被推推搡搡地赶进了澡堂的前厅，按要求围拢在等候我们的党卫军周围。领头的命令道："给你们两分钟时间，我用表计时。两分钟内，你们必须脱去所有的衣服，把所有东西放在你们站立的地方。除了鞋、皮带和吊带或捆扎带之外，其他一律不得带走。计时——开始！"

囚徒们以不可思议的飞快速度脱去外套。随着时间的临近，他们越来越紧张，慌乱而笨拙地脱去内衣，解开皮带和鞋带。然后，第一道皮鞭抽打在赤裸身体上发出的清脆响声传来，鞭打的声音让空气中的紧张气息更加凝重。

紧接着，我们被赶进另一间屋里剃头。在那里，他们不仅要把我们的头发剃光，连整个身体也要毫发无存。随后我们被赶进浴室，排着队，彼此已无法辨识。直到看到真正的水从喷头里流出，我们悬着的心才算放了下来。

等待淋浴时，赤条条的身体使我们意识到：除了赤裸的身体，如今我们真的是一无所有。前半生挣下的财富还剩什么？现在，眼镜和皮带就是我的全部财产。我后来用皮带换了块面包，原来拥有一条皮带还会带来这样令人激动的结果。晚上，负责我们棚屋的高级囚徒来给我们训话，他以人格担保，如果有人敢将钱和珠宝藏进皮带夹层，他会亲手把这个人吊起来。

第一部分　在集中营的经历

"就在那根横梁上",他用手指了指,还自豪地解释说,作为高级囚徒,集中营赋予了他这么做的特权。

关于鞋子,事情也没有想象的那么简单。我们可以穿鞋,但穿高档鞋子的人就得忍痛割爱,换来的只是一双并不合脚的鞋。一些囚徒则陷入了真正的麻烦,他们听取了接待室里那些高级囚徒的善意建议,剪去长筒靴的上部使其变短,并在剪口处抹上肥皂加以掩饰。党卫军似乎早有预料,所有剪过靴子的囚徒被关进隔壁的房间。不一会,我们就听到了皮鞭的抽打声和人们的惨叫,而且持续了很长时间。

我们抱有的幻想一个接一个地破灭,出乎意料的是,大多数人开始被冷酷的幽默感战胜。此刻,我们知道,除了赤裸裸的身躯之外,自己真的是一无所有了。淋浴时,我们尽情地开玩笑,既取笑自己也取笑别人,也为真正的水从浴室的喷头里流出来而深感庆幸。

除了奇怪的幽默感,我们还有一种感觉,那就是好奇。在陌生环境里我们都曾有过这样的感觉。在登山遇险的关键时刻,人们只会有一种感觉,即好奇。人们会好奇自己能否脱险,好奇自己将会粉身碎骨还是仅仅受点儿轻伤。

在奥斯威辛,这种冷酷的好奇心更加强烈。从某种意义上讲,思想脱离了周遭的客观环境,这完全是出于一种自我保护。

人们迫切地想知道今后会发生什么，结果又怎样。比如，我们常常设想自己洗完澡后赤裸裸、湿漉漉地站在深秋的寒风中，该是什么结果。随后的几天，我们的好奇变成了惊讶，惊讶的是我们居然没有感冒。

许多类似的好奇接踵而来，不断地满足着我们这些新囚徒。我们中的一名医生甚至惊呼："教科书在撒谎！"教科书上说，当睡眠时间不足规定的小时数时，人就不能生存。错！我也一直确信有些事情我做不到：没有这个我不能入睡，没有那个或别的什么我不能生存。来到奥斯威辛的第一个晚上，我们睡上下铺，每层床铺（约6.5到8英尺①宽）睡9个人。我们直接睡在木板上，9个人合用两条毯子，大家只好侧身挤在一起，由于天气寒冷，挤在一起感觉不错。虽然被禁止将鞋带上床，一些人还是悄悄把沾满泥浆的鞋子当枕头，否则，只能头枕着自己白天累到几乎脱臼的臂弯入睡。每当睡意袭来，我们便可以在几个小时里忘却痛苦，解脱自己。

我还想提一提关于我们究竟能忍受多少痛苦的一些惊奇发现：在这里，我们无法刷牙，且严重缺乏维生素，但与以前相比，我们的胃变得健康多了；半年来，我们穿着完全失去本来面

---

① 1英尺 = 30.45 厘米。

目的同一件衬衫；有时因水管冻结，我们许多天不能洗漱，甚至身体的局部擦洗也不可能，劳动后的双手肮脏不堪，可手上的疮和擦伤从不化脓（除非有冻疮）；再如，一些人原来睡眠很轻，隔壁房间一丝微弱的声响都有可能搅得他们彻夜难眠，而现在即便是与相隔几英寸[①]、鼾声如雷的其他囚徒挤在一起，他们也能安然入睡。

如果现在有人问我们，小说家陀思妥耶夫斯基"把人定义为可以习惯任何事物的种群"的观点是否正确，我们肯定会回答："是的，人可以习惯任何事物，但请不要问我们是如何习惯的。"我们的心理调查还没到达那么深入的程度，囚徒的心理也没有达到能够习惯任何事物的程度。到目前为止，我们仍处于心理反应的第一阶段。

几乎每个人都动过自杀的念头，这种念头源于绝望的处境，源于时时刻刻笼罩着的死亡危险和不断听到的他人死亡的消息。就个人的坚定信念而言，在集中营的第一个夜晚，我发誓永远不去"触碰铁丝网"——这是集中营里常用来描述一种流行的自杀方式的用语，即触碰带电的铁丝网自杀。尽管做出自杀的决定一点也不难，但自杀没有任何意义。对每个囚徒而言，存

[①] 1英寸 = 2.54厘米。

活的机会都微乎其微,对于自己能够成为闯过道道关口的少数幸存者之一,人们并没有把握。因而,奥斯威辛集中营的囚徒在恐慌的第一阶段就已不再惧怕死亡。最初的几天过后,他们连毒气室都不怕了。不要忘了,毒气室至少可以使他们免除自杀的麻烦。

一位我后来认识的朋友评价我"不是那种会在恐怖环境中抑郁不堪的人"。我还记得自己曾对到达奥斯威辛后第一个清晨发生的小插曲一笑了之,而且是发自内心地笑。当时,尽管我们有一条不准擅自离开所在"街区"的禁令,一位比我们早几周到达奥斯威辛的同事还是偷偷地溜进了我们的棚屋。他希望能够安慰我们,还想告诉我们一些注意事项。他消瘦得很厉害,以至于我们第一眼都没认出他来。他却是一脸漫不经心的幽默表情,匆忙地给我们一些提示——"别害怕!别害怕挑选!M医生(党卫军医疗总监)有一副医生的软心肠。"(他关于这个M医生的判断是错误的,他的提示具有误导性。因为一位约60岁的棚屋街区医生囚徒曾告诉过我,他曾苦苦祈求M医生放过他将被送进毒气室的儿子,可M医生却冷冷地拒绝了。)

"我只乞求你们一件事,"他继续说,"如果可能的话,每天刮脸,不论是用锋利的玻璃,还是用最后一块面包换刮脸用具。只有如此,你才能看起来更年轻,而且,刮脸还会使你面色红润。想活下来，你唯一的办法是，看上去能干活。如果你脚后跟起了个水泡，走路瘸了，党卫军看见你这样，就会把你招到另一边。第二天，你就肯定要被送进毒气室。你知道'Moslem'是什么意思吗？那些看起来可怜兮兮、落魄潦倒、体弱有病、不能干体力活的人就是'Moslem'。或早或晚，一般会比你预计的时间要早，'Moslem'就会被送进毒气室。要切记：刮脸，挺直腰板站立，精神抖擞地干活，你就不用担心进毒气室。所有站在这里的人，即使你刚到这里 24 个小时，做到这些你就不用担心进毒气室。"接着，他指着我说："希望你不要介意我说得如此坦率。"然后他对其他人说："恐怕他（指我）是唯一一个需要担心下次被选中的人，所以，你们不用担心。"

我笑了笑，我相信任何处在我这个位置上的人也都只能如此。

我记得作家兼哲学家莱辛曾经说过："有些东西能使你失去理智，或者使你没有理智可以失去。"一种对于非正常情境的反常反应却可以被视为正常反应。甚至我们精神病学家还希望，人们在非正常状态下的反应与其正常状态下的相比是偏向非正常的。例如在收容所等环境里以及那些被关进集中营的人，他们所表现出来的那种非正常的思维状态就是如此。但客观地讲，在这种受到限定的环境下产生这些非正常的反应都是正常的。

正如我描述过的，这些反应将在几天内发生变化。囚徒开始从心理反应的第一阶段进入第二阶段，即一个表现相当冷漠的阶段。在这期间，他的情感进入一种死亡状态。

除了以上描述的反应之外，新囚徒还经常遭受痛苦的感情折磨，且要抑制这些情感。这种情感首先是他对家乡和家庭的无限思念，有时强烈到足以将其吞噬；其次是对周围一切丑恶行为的厌恶，甚至仅仅是丑陋的外貌都让他感觉厌恶。

大部分囚徒穿上破烂不堪的制服，也就比稻草人优雅一点点。集中营的棚屋之间到处都是粪便，人们在清除时，需要不断地触碰这些粪便。新来的囚徒被指派去清扫厕所和清除粪便是常事。在蜿蜒曲折的运输途中，粪便经常飞溅到囚徒的脸上。他们一旦表现出厌恶或者用手擦去粪便，就会招致一顿毒打。就这样，人的正常反应受到了强烈的抑制。

在心理反应的第一阶段，某个囚徒往往不忍目睹别人当众被罚，也不忍目睹泥潭里一排排的囚徒在皮鞭的威慑下来回走几个钟头。几天或几周之后，这种情况就会发生变化。每天拂晓，天色依然灰暗时，该囚徒正和他的小队站在门前排队整装待发。此时，很可能他会听见一声尖叫，紧接着看见一名囚徒被打倒，爬起，再被打倒，再爬起。为什么会这样呢？因为那名被打的囚徒在发烧后没有及时报告医务室，所以被认为干活偷懒，因而招来一顿毒打。

进入心理反应的第二阶段后，这个囚徒的眼睛将不再躲避这一切。由于感情已经麻木，他看到什么都只会呆呆地站着不动。除此以外，他顶多盼着自己能借受伤、浮肿或发烧而去医务室看病之机，在集中营干两天轻松的活儿。他看到一个12岁的男孩被带进医务室，这个男孩因为集中营没有他穿着合适的鞋子，被迫在雪地里执勤或在户外干活站了几个小时之后，脚趾被严重冻伤。值班医生用镊子一点点地拽去变黑坏死的部分，而我们这位旁观者的感情已经麻木，无法真切地感受到厌恶、恐惧或怜悯等情感。进入集中营几周以来，他不断看到受难者、将死之人和已死之人，对一切已司空见惯，再没什么事情能够打动他了。

有一段时间，我就留在棚屋照料斑疹伤寒病人。他们发着高烧，神志不清，许多还病入膏肓。当某个病人死去后，我也能毫不沮丧地目睹那些会重复发生的情形：其他囚徒接近体温尚存的尸体，有人夺走死者剩下的土豆泥；有人认为死者的木鞋看起来比自己的要好，就把它换走；有人换走死者的上衣；连只拿到细绳的人都会因此沾沾自喜。

我冷漠地看着发生的一切。最后，"护士"会运走这些被掠夺过的尸体。搬尸体时,他随意地拽着尸体的腿,任尸首在50个斑疹伤寒病人睡的两排木板床间的过道上磕磕碰碰,就这样一直拖着尸体在高低不平的地面上朝门口走去。由于长期缺乏食物,我们的体能已消耗殆尽,哪怕只是通过空旷地带的两级台阶对我们来说都很费力。在几个月的集中营生活里,如果不用手抓住门框,我们几乎无法登上那些约6英寸高的台阶。

"护士"拖着尸体慢慢走到台阶处,他自己先费力地爬上台阶,再转身拖尸体。被"护士"拖住的脚带动着尸身上了台阶,最后,伴着奇怪的咯吱声,尸体的头部也颠簸地被拖了上来。

我的床铺在房间的正对面,恰好靠近屋内唯一一扇接近地面的窄窗。当时我正用冰冷的双手抱着一碗热腾腾的汤大口喝着,偶尔瞥见窗外那刚刚搬出去的尸体,他直愣愣地瞪着我。两个小时前,我们还在交谈,现在却阴阳两隔。这个念头一闪而过,我继续低头喝汤。

如果从职业角度讲,说我缺乏情感一点儿也不会令我觉得惊奇。现在我也许已经不记得这件事了,因为我几乎没投入什么情感。

冷漠、迟钝、对任何事情都漠不关心是囚徒第二阶段心理反应的表现,这些症状最终会使他们对每天每时频繁发生的酷刑折磨无动于衷。正是由于有这种冷漠外壳的包裹，囚徒们才能真正地保护自己。

在集中营里，囚徒们稍有不慎，有时甚至毫无缘由，就会招来一阵毒打。比如，干活的工地在发面包，我们排队领面包。有一次，我后面的人略微站偏了一点，使整个队伍看起来有点不整齐，这就惹怒了党卫军。我当时不知道后面发生了什么事，也没注意到身边有党卫军，头就突然被猛击了两下，我这才发现党卫军正在身后挥动棍棒。这时，最痛的不是肉体（这样的惩罚对成人和儿童而言都一样痛），而是不公正和不可理喻对心理造成的伤害。

很奇怪，在一些情况下，不留痕迹的鞭打比留下痕迹的鞭打更伤人心。有一天下暴风雪，我在铁路上干活。尽管天气十分恶劣，我们也要不停地卖命。我吃力地铲石子修路。当然，这也是保暖的唯一方法。当我停下来靠着铁锹喘一口气时，不幸被恰好转过身的看守发现，他认为我在偷懒，却没有用侮辱性的语言和拳打脚踢来伤害我。这只是因为他觉得自己根本不值得与眼前这个衣衫褴褛、骨瘦如柴、没有人样的家伙说话，更犯不上咒骂。他只是戏谑地捡起一块石头向我扔来。在我眼里，这样的举动更像是吸引野兽的注意或者吆喝家禽和牲畜时，人们因为没必要惩罚它们而使出的伎俩。

鞭打令人倍感疼痛是因为鞭打隐含着侮辱的意味。有一次，我们在结冰的轨道上搬运沉重的钢轨。此时，如果有一人滑倒，不仅会危及自己的生命，还会危及其他共同作业者的生命。我的一位老朋友臀部先天性脱臼，因此能被选中干活也是让他十分高兴的事，因为一般来说，身体残疾的人在面临第一次选择时肯定要被送上死路。他抬着沉重的钢轨，在轨道上一瘸一拐地走着，好像随时要摔倒在地，拖累其他人。我当时并没有参与其中，见此情形，毫不犹豫地想跑过去帮忙。这时，我的脊背受到重重一击，紧接着就听到有人呵斥并命令我回到自己的位置。而讽刺的是，就在一分钟前，打我的看守还骂我们这些"猪猡"没有合作精神。

有一次，气温低到仅有华氏2度①，我们为铺设水管在森林里挖掘冻硬的土壤。当时，我的身体十分虚弱。负责监工的是一位红光满面的工头，他的样子让我想起了猪头。在寒冷的冬天，他戴着一副保暖手套。他静静地看了我一会儿，我立刻感到麻烦就要来了，因为我面前不大的土墩说明了我的工作量。

他开口骂道："你这头猪，我一直盯着你！让我来教你怎么干活的吧，就是用你的牙齿来给我刨土。你要像野兽一样死

---

① 华氏2度 = -16.67 摄氏度。

去！不出两天，我就让你完蛋！你从来没有干过活儿吗？猪，你是干什么吃的？难道是商人吗？"

我没在意这些，但我不敢怠慢他的死亡威胁。于是，我挺直腰板盯着他说："我是医生，而且是名专家。"

"什么？你是医生？你一定从别人口袋里捞了许多钱吧！"

"老实说，我是为穷人开诊所的，大多数情况下我分文不取。"我说得太多了。他就像疯子一样号叫着扑向我，一拳将我打倒。到后来，我都记不清他喊了什么。

我想用这件小事来说明：有时，似乎很老练的囚徒也会发火。他的愤怒不是由于自己承受了残酷折磨或疼痛，而是来自与之相关的侮辱。那一刻，我的确血脉偾张，因不得不听一个对生活一无所知的人来判断自己的生活而怒发冲冠。（我必须坦白，事后我向我狱友描述的对此人的评价给了我孩子般的安慰："他看起来庸俗粗鲁，连我们门诊部的护士都不会让他进候诊室。"）

幸运的是，工作队的大囚头对我很好。他对我的好感源于在去往工地的漫长路途中我洗耳恭听了他娓娓道来的爱情故事和婚姻烦恼。我对他的性格诊断和基于精神疗法的建议给他留下深刻印象。从那以后，他非常感激我，这一点对我来说也尤其珍贵。在由280人组成的宿营大队中，他还在头5排紧挨着他的地方给我留下了铺位，这给我带来的优势可想而知。清晨，天还没亮，我们就得起来排队。大家都害怕迟到或者站在后排。因为如果有令人不快或遭人厌恶的工作，囚头通常会在最后几排挑选他想要的劳动力。接下来，被挑选的劳动力必须步行到另一个地方，在怪异看守的监督下干特别恐怖的活儿。有时，为了抓住偷奸耍滑者，大囚头也会到前五排选人。一阵拳打脚踢后，囚徒们的抗议和哀求慢慢平息，被选中的受害者将在喊叫和鞭打下被驱赶到集合地。

然而，只要大囚头还有倾诉的需求，我就可以免遭这一厄运。除了有保证地占据与他为邻的光荣位置之外，我还有另一优势：和几乎所有的集中营狱友一样，我也患有水肿，双脚肿大，脚上皮肤紧绷，膝盖不能弯曲。肿胀的双脚塞进鞋子后都系不上鞋带，即使有袜子也不能穿。所以，我部分裸露的脚总是湿的，鞋子里也总是有雪，这样子注定会生冻疮，因而我每迈一步都疼痛难忍。行走在冰天雪地里，鞋子结上了厚厚的冰，人们经常会一个接一个地滑倒，后面的人会压到前面的人身上。这样一来，整个队伍就要停下来休整一会儿，又不能太久，因为大囚头一会儿就要开始用枪托砸人，催促我们赶快起来赶路。而此时，越走在队伍前面，受牵连的麻烦也就越少。这样无须拼命赶时间，也不用忍受疼痛的双脚还要加快步伐所带来的痛苦。作为私下公认的大囚头的御用医生，我稳稳当当地走在队伍第一排，为此感到十分高兴。

这个特殊服务的额外好处还有：只要工地午餐有汤，大囚头就会用汤勺多捞些桶底的豌豆给我。这位囚头曾是一名军官，他甚至还大胆地与那些曾和我发生争执的工头交头接耳，说我会成为干活能手。虽然这样做效果甚微，但他还是竭尽全力地想保住我的性命（他也的确挽救了我许多次）。例如，我与工头发生冲突的那一天，他后来偷偷派我到另一个工作队上工。

有些工头很同情我们，在工地，他们想方设法改善我们的处境，至少在建筑工地是这样的。他们也常常提醒我们，一名正常工人可以干我们几倍的活儿而且用时更短。但他们也明白，正常工人每天的饭量可不只是300克面包（我们实际上得到的还没这么多）和1公升清汤。正常工人不是生活在屈从的精神压力下，也不是生活在不知家中亲人是被送进了集中营的毒气室还是其他地方的担忧中，更不是在时刻受到死亡威胁的情况下工作的。我曾经对一位温良的工头说："如果你能在我学会修铁路的时间内学会做脑部开颅手术，我将五体投地地佩服你。"对此，他只是龇牙一笑。

第二阶段的主要症状是冷漠，这也是必不可少的自我保护手段。前途渺茫，我们得把自己的所有努力和感情都投入到保全自己和他人的性命这件事上。晚上，囚徒们从工地赶回集中营时，常常会长舒一口气说："真好，又多活了一天。"

这是非常容易理解的事，囚徒们一门心思只想活命的紧张状态迫使他们的内心生活退步到原始水平。受过精神分析训练的集中营同事经常提到集中营囚徒的"退行"——向更原始的精神生活的倒退。而囚徒们的希望和梦想只能在梦中显现。

囚徒们常常梦见的无非是面包、蛋糕、香烟和舒适的热水澡。因为这些简单的生活需求都难以满足，所以他们只好在梦境里去寻找，至于这些梦是否有意义就属于另一个问题了。囚徒们常常会从梦中惊醒，旋即回到集中营的现实生活中，这就造成现实和梦幻间的强烈对比。

我永远不会忘记，一天夜里，一位囚徒在梦中的呻吟惊醒了我。我看见他胡乱挥舞着四肢，很明显是在做噩梦。我一直很同情做噩梦和精神错乱的人，便下意识地伸出手准备唤醒这个可怜人。但我还是猛地把手抽了回来，一想到会叫醒他，我突然有点后怕。那一刻，我强烈意识到，不管梦有多恐怖，也比集中营的现实状况要好得多。而我如果唤醒他，只会让他从恐怖的梦境回到比梦境更恐怖的现实之中。

由于囚徒们营养极差，精神生活的重点重新回到对食物的渴望这样的原始本能上。我们能够观察到大多数囚徒只要在一起干活且偶尔没有被密切监视时，他们就会立刻开始探讨食物问题。一名囚徒常常会问在旁边干活的囚徒最喜欢什么食物，然后彼此交换食谱，计划他们与家人重逢那天，也就是遥远的未来被解救回家后那天的菜谱。他们通常反复讨论，描述细节，直到听到以特别的暗语传来的"看守来了"的警告声。

我一直认为这样讨论食物是危险的。人们在努力适应这些供应极少和热量极低的食物的同时，热烈讨论美味佳肴对身体造成不适是难免的。尽管这样做能提供大量的精神安慰，但这一幻觉对生理必然造成很大伤害。

在被囚禁的后期，我们每天的定量餐食是一顿汤和一小块面包，外加所谓的"额外补助"，其中包括约21克的人造黄油、一小片劣质肠、一小片奶酪和一些人造蜂蜜或一汤匙稀释果酱，每天还会有些变化。但是对我们这些每天干繁重体力活、在寒冷的天气里穿着单衣的囚徒来说，这些食物的热量是绝对不够的。那些被"特别看护"的病人经允许可以躺在棚里，但这些不用出集中营干活的人的生活状况更差。

当皮下脂肪被消耗殆尽时，我们就像被一层皮和破布裹着的骷髅，不断感到身体开始消耗我们的生命。生物体慢慢消耗自身的蛋白质，肌肉逐渐消失。身体的抵抗力也越来越差，棚屋里为数不多的人一个接一个地死去。我们每个人都能准确推断出下一个会轮到谁,自己又会在什么时候死去。通过无数次的观察,我们已经十分熟悉这些死亡特征,而判断也几乎可以说是准确无误的。我们相互之间私下议论"那人活不了多久"或"下一个就轮到他了"。每天夜间抓虱子时,看到彼此赤裸裸的身体,我们就会有同一个想法:像我们的身体这样的躯干,实际上已经是僵尸了。我将会怎样呢?我只是众多人中的一个、铁窗后的一分子,挤住在几间土坯棚里由于缺少生机而每天腐烂一部分的一堆东西罢了。

我上面提到囚徒们一有时间就自然而然地想到美味佳肴,这也迫使他们再次意识到自己是囚徒。可以理解的是,连那些最强壮的人都盼望着有朝一日能够重新拥有可口的食物。这不单单是为了回忆曾经的美味佳肴本身,也是为了提醒自己,像现在这样除了食物不会再想到其他任何东西的次等生存状态终将结束。

没有这些经历的人无法想象忍饥挨饿者曾经历的灵与肉的冲突。他们无法理解人们站在壕沟里挖土,只是为了听清楚上午9点30分或10点的哨音,那时会有半小时的午餐休息,而且有可能的话,这顿饭会发面包。如果工头不厌烦的话,囚徒们就一遍遍地询问时间,用没戴手套而冻僵了的手摸摸上衣口袋里的面包，先轻轻地敲一下，然后掰一点放到嘴里吃，最后用仅有的意志力把剩下的面包塞进口袋，暗暗发誓一定要坚持到下午。

在监禁后期，关于如何处理每天仅发一次的面包，我们展开了无休止的争论，争论可分为两大派。一派赞成立刻吃完，这样会有两个好处：第一，一天至少有一次机会暂时抵挡饥饿；第二，可以防止面包被偷或丢失的情形发生。另一派持不同观点，他们主张将面包分成几份。最后，我加入了第二派的队伍。

在集中营一天24小时的生活里，最可怕的时刻是一觉初醒时。天还没亮，睡梦中的我们被无情地惊醒，三声刺耳的哨音打破了沉沉的美梦。我们一边挣扎着把浮肿酸胀的双脚塞进湿漉漉的鞋子，一边听着旁人的呻吟和叹息，发出这些声音可能只是因为发现代替鞋带的电线也断裂了这样的小事。一天早晨，我听见某人像孩子一样号啕大哭起来，这个人一向表现得非常勇敢和自尊，这样哭泣是因为他的鞋子已经破得无法再穿，一想到以后只能赤脚走在冰天雪地里就悲从中来。看到这可怕的一幕，我只好自己找点安慰。我从口袋里摸出那块小面包，美滋滋地大吃起来。

营养不良和普遍关注食物的状态可能造成人们缺乏性冲动。

除了初到此地时受到惊吓的原因之外,精神病学家对关押清一色男性囚徒的集中营发生的一些现象进行了观察,得出如下结论:专家们反对清一色的男性组织,如军营,因为那里常会产生性变态,这样的人很少做有关性的梦,但抑郁情绪和高昂的情感可能在梦里被明确表达。

对大多数囚徒来说,保证基本生活和谋求生路是他们努力的最终目的,与此无关的任何事情都可以被忽略,这种现象可以解释为囚徒的情感缺乏。当我从奥斯威辛转往达豪集中营下属的一个集中营时,居然产生了回家的感受。半夜,运载我们约2000名囚徒的火车经过维也纳的一个火车站,沿着火车的轨道依次经过我出生的街道和我被囚禁前居住了多年的老宅子。

一节装有50名囚徒的车厢只有两个很小的带栏杆的窥视孔。车厢的空间只够部分人蹲在地下,其他人就得围着窥视孔站上几个小时。我踮起脚尖,越过其他人的头顶向带栏杆的窗外望去,不安地盯着我的故乡看。我们都觉得与其说自己活着不如说自己已经死了,因为我们一直以为这次旅途的终点是毛特豪森,所以估计自己最多也就能再活一两周。我明显感觉自己是在用阴间人的眼光看我童年生活过的街道、广场和房屋,俯瞰着这个令人毛骨悚然的城市。

几个钟头的耽搁之后,火车离开了车站,远离了街道——

我的街道！对于那些在集中营生活多年的年轻人来说，这次旅行也是一件大事。他们专心致志地透过窥视孔向外凝视，我乞求甚至哀求他们让我在前面站片刻。我想解释朝外看对我的意义多么重大，但我的乞求被粗暴地拒绝了，还有人冷嘲热讽地说："你住了那么多年，应该已经看够了吧！"

集中营普遍存在"文化冬眠"，但政治和宗教除外。集中营的每个角落都不间断地谈论着政治，政治信息以传闻为主且传播迅速。有关军事形势的传闻常常自相矛盾，但不断传来的信息仍不时拨动着缠绕在囚徒脑海里的战争之弦。战争即将结束的乐观谣言一次次地令囚徒失望。一些囚徒彻底绝望了，但这也是因为那些不可救药的乐观派实在令同伴气愤。

就发展范围和时间而言，囚徒对宗教表现出难以想象的虔诚。宗教信仰的深度和活力令初到者惊奇和感动。令人印象最为深刻的是：在棚屋角落，或在从遥远的工地拉囚徒回集中营的黑暗封闭的牛车上，随处可见临时凑在一起祈祷的情景，这些又累又饿、衣衫褴褛的人蜷缩成一团，口中念念有词。

1944年冬到1945年春，集中营爆发了斑疹伤寒，几乎人人受到感染，还得干活的身体瘦弱者死亡率极高。病房极度短缺，也没有药品和护理人员。这种病的一些症状非常特别，如对哪怕是一点点的食物都会恶心（这会危及生命），同时伴有神志不清。我的一位朋友严重昏迷，他认为自己快要死了，想做祈祷，但由于神志模糊，他竟然不知道该祈祷什么。为了避免昏迷，我也和其他人一样尽量在夜里保持清醒。我需要在脑海里用几个钟头组织语言，重新构思我在奥斯威辛传染病房里丢失的手稿，或者干脆用速记法在小纸片上记下关键词。

集中营有时还会进行科学争论。我曾见证了我的日常生活中闻所未闻的事——降神会，尽管这件事与我的职业兴趣极其相关。我接到集中营主管医生（也是囚徒）的邀请，他知道我是精神病学家。聚会是在一间私人小病房偷偷进行的，参加者围成一圈，还来了一名党卫军军官。

降神会开始，一个人祷告祈求神灵，集中营的一名职员端坐在一张摆有空白纸的桌前，但并没有写的意思。随后的十几分钟（如果超过这个时间，就说明祈祷神灵出现的方法失败，降神会终止）里，他用铅笔慢慢在纸上画线，线条清晰地组成"败者遭殃"的字样，意思是失败者的不幸。据说这位职员从未学过拉丁文，以前连听都没听过这些词，但这真是征服者的悲哀。在我看来，他没有专门学过这些词，但一定听过，而且在我们获得解救和战争结束前的几个月，这些词一定在他的"心灵"（他潜意识的心灵）中出现过。

在集中营里，囚徒的身体和思想由于受到压迫而处于原始状态，但深化囚徒的精神生活是可能的。有丰富的精神生活且比较敏感的人在这里会承受更多痛苦（他们的身体也会更弱），但对内心的伤害相应也会少许多。他们能把恶劣的外部环境转化成内心丰富自由的精神生活，只有这样才能解释集中营中身体羸弱的一些人比看似强壮的人生存能力更强。为了解释清楚这样的事实，我不得不讲一个发生在某天清晨人们步行去工地时的例子。

当时，有人高声命令："各队，齐步走！左1234，左1234，左1234，排首注意，左右左右！脱帽！"直到今天，这些命令仿佛仍在我耳畔回响。我们经过集中营大门时被探照灯照着执行"脱帽"的命令。任何没有打起精神正步走的人都会被踢上一脚。有人因为天气冷，没有得到允许就戴上了帽子，遭到了更严厉的毒打。

我们沿着由集中营向外延伸的路，在黑暗中深一脚浅一脚地走着，途经大石头，蹚过泥坑，艰难前行。押送的看守还不停地朝我们咆哮，用枪托驱赶我们。双脚疼痛的人扶着其他人的肩膀前进。队列里几乎没有人说话，刺骨的寒风吹去了人们讲话的兴趣。而就在这时，走在我旁边并用领子挡住嘴巴的一个囚徒突然说："如果我们的妻子看见我们这个鬼模样怎么办？

我希望她们在集中营过得比我们好些,永远也不会知道我们经历的这些事情。"

这句话勾起了我对妻子的怀念。人们跌跌撞撞地走了几公里,在雪地里滑倒,再爬起,互相搀扶着行进。尽管默默无语,但我们都在心里思念着自己的妻子。有时,我偶尔望向天空,星星慢慢消失,清晨的霞光在一片黑云后散开。我的思想仍停留在妻子的身影上,思绪万千。我听见她回应我的话,看见她向我微笑和她坦诚鼓励的表情。不论真实与否,我都坚信她的外貌比冉冉升起的太阳还要明亮。

忽然间,我一生中第一次领悟到一个真理,它曾被诗人赞颂,被思想家视为绝顶智慧。这就是:爱是人类终身追求的最高目标。我理解了诗歌、思想和信仰所传达的伟大秘密的真正含义:拯救人类要通过爱与被爱。我知道世界上一无所有的人只要有片刻的时间思念爱人,就可以领悟幸福的真谛。在荒凉的环境中,人们不能畅所欲言,唯一正确的做法就是忍受痛苦,以一种令人尊敬的方式去忍受。在这种处境中,人们也可以通过回忆爱人的形象获得慰藉。我生平第一次理解了这句话:"天使存在于无比美丽的永恒思念中。"

我前面有人摔倒在地,紧随其后的人压在他的身上。看守冲过来,挨个儿抽打他们,我的思绪就此中断了片刻。不久,我又从被囚禁的现实回到梦想的世界，继续与爱人的对话，我们互相应答。

"停！"随着一声令下，我们到了工地。囚徒们冲进黑洞洞的棚屋，希望拿到像样的工具。每人可以拿到一把铁锹或一只镐头。

"你们这群猪，就不能快点吗？"很快，囚徒们各就各位，进入了前一天挖壕沟的工地。冰冻的土地在镐尖下裂开，四处开花。囚徒们默默无语，大脑一片空白。

我的意识还停留在对妻子的思念中，一个想法突然闪现在我脑海中：妻子是否还活着？于是，我终于明白了一件事，如今我对这件事理解得更加深刻，那就是爱一个人可以远远超过爱她的肉体本身。爱在精神和内心方面具有深刻的含义，无论伴侣是否在场、是否健在，爱以什么方式终止是很重要的。

我不知道妻子是否还活着，当然，也不可能弄清楚（集中营里无法通信）。但在这一刻，一切都不重要了，对于我来说也没必要知道。没有什么能阻挡我的爱、我的思想以及对爱人形象的回忆。即使我知道妻子已死去，也不会影响我对她的殷切思念，我与她的精神对话同样生动，也同样令人满足。"心就像被上了封条，一切如昨。"

回忆往事所产生的内心波澜有助于囚徒填补精神空虚、驱逐孤独和应对思想贫乏。思绪会插上想象的翅膀，回到过去发生的事情上，尽管常常是回到一些不重要的琐事上。恋恋不舍的回忆使他们无比幸福，他们假装自己是一个陌生人，生活在遥远的世界。在我的回忆里，我又上了回家的公交车，打开了自己公寓的大门，回电话甚至仅仅是打开灯。我的思绪常常集中在这些琐事上，回忆让人泪如雨下。

囚徒的内心生活可能很极端，他们能体验到以前从未体验过的艺术美和自然美。在艺术美和自然美的影响下，他们甚至会忘记自己当下所处的环境。在从奥斯威辛集中营到巴伐利亚集中营的路上，如果有人看见我们透过囚车铁窗远眺扎耳茨伯格山脉的山峰在落日中闪闪发光时的一张张面孔，他们绝不会相信这是放弃了生活的希望和自由的人的面孔，尽管这也可能是由于我们渴望借由许久没见的大自然的美而转移目前的痛苦。

在集中营中，一个人也能转移旁边干活者的注意力，使后者的注意力被引向落日照耀着的巴伐利亚森林（其情景就像丢勒的一幅著名水彩画）。在这片树林中，我们已经建好一个巨大的、秘密的兵工厂。一天晚上，我们端着汤碗，精疲力竭地躺在棚屋的地板上休息，一名狱友冲进来让我们跑到集合地看日落。站在外面，我们欣赏着晚霞，看着不断变换形状和色彩的云朵笼罩着整个天空,云彩一会儿铁红色,一会儿艳红色,与我们荒凉的棚屋形成鲜明对比。泥潭也映照出灿烂的天空。几分钟的寂静后,一名囚徒对另一名囚徒感叹道:"世界多美呀!"

还有一次,我们在挖壕沟。地灰蒙蒙的,天也灰蒙蒙的。黎明的微光中,雪灰蒙蒙的,囚徒们穿的破衣烂衫也灰蒙蒙的,囚徒们的脸更是灰蒙蒙的。这时,我再次与妻子默默交谈,这或许也是我在为自己遭受的苦难,为自己即将慢慢死去的事实找些慰藉。我在与绝望的生存做垂死挣扎,我意识到我的精神已穿透围绕我的沮丧情绪,超越了绝望的、无意义的世界。我隐隐约约听见某处一声胜利般的"是的"回答了我生存的最终问题。那一刻,在巴伐利亚凄惨灰暗的黎明中,一座农家小屋里的灯被点亮了,这座小屋伫立在地平线上,就好像是画在那儿的一样。灯光在黑暗中闪烁,我长久地伫立在结冰的地面上。看守走了过来,训斥我,而我继续与妻子的交谈。我强烈感觉到她的存在,她陪伴在我身旁,我甚至有伸手触摸她或抓住她的冲动,她就在我身边的感觉越来越强烈。就在那一刻,一只鸟飞下来,刚好落在我面前,在我挖壕沟的土堆上直直地盯着我。

前面我曾经提到过艺术。在集中营,有没有艺术这种东西呢?这的确要看你所说的艺术指的是什么。那里经常举办拼凑的卡巴莱表演,先是临时腾出一间棚屋,摆上几张长条木凳子,再写一份节目单。到了晚上,那些在集中营里地位较高的人——囚头和不必离开营地长途跋涉的工人,就会聚集在那里。他们图的是能有机会笑一笑或者哭一哭,总之是为了忘却悲伤与苦痛。大家唱歌、作诗、开玩笑间,偶尔隐晦地讽刺一下集中营。所有这一切都是为了帮助我们忘却。当然,这也的确管用。聚会的吸引力不小,有的普通囚徒不顾疲惫与饥饿来看卡巴莱表演,甚至错过了领取当天份饭的时间。

午餐时间有半个小时。在工地上给我们分汤时(由承包人出汤钱,并不需要多少花费),我们被准许在一间未完工的发动机房集合。进门时,每人分到一勺稀汤。在大家贪婪地吸溜稀汤的时候,一名囚徒爬到桶上,唱起了意大利咏叹调。人们喜欢那些歌曲,因此这名唱歌的囚徒得到了分得第二勺稀汤的奖励,那可是从"桶底"直接舀出来的,就是说里面还有豌豆!

在集中营里,不光对娱乐节目给予奖励,对鼓掌也有奖励。比如,我就有可能从集中营里最令人生畏的囚头那里得到保护(我十分幸运地从来就没陷入过需要保护的境地),他可是有名的"恶鬼"。事情是这样的,一天晚上,我极其荣幸地被再次邀请到那间做降神会的屋子里参加聚会。主任医生的好朋友都到了,卫生队的准尉也在(这是非法的)。"恶鬼"碰巧也来了,大家就请他朗诵一首诗作，因为他喜欢作诗在集中营是出了名的。在这方面他也是有求必应，他很快拿出一个日记本，朗诵了起来。在他朗诵一首情诗时，我为了忍住不发笑把嘴唇都咬疼了，这极有可能救了我的命。也是因为我没有吝于鼓掌，所以即便再把我分到他那个工作队，我也能活下来——我以前在他的工作队干过一天，那一天可真够受的。总而言之，让"恶鬼"囚头对你印象好是大有用处的，所以我拼命给他鼓掌。

当然，一般来说，在集中营里，任何追求艺术的行为都是荒诞的。真正让人难以忘怀且与艺术沾点边的，正是节目表演与凄惨的集中营生活背景所形成的幽灵般的反差。我永远也不会忘记到奥斯威辛后的第二个晚上我是如何从昏睡中醒来的——是音乐唤醒了我。那个年长的看守在他的屋子里庆祝什么，而他那里又离我们的监狱不远。他用醉醺醺的嗓子哼着些陈腐的曲子。突然间，一阵沉寂，一把小提琴向夜空奏出了绝望而悲伤的探戈舞曲，因为演奏得很流畅，所以曲子听上去很美。小提琴在哭泣，我身体的一部分也在哭泣，因为那天正好是某人的24岁生日。那个人正躺在奥斯威辛集中营的另一个地方，也许近到仅几百米的距离，也许远至几千米之遥，却与我全然隔绝。那个人就是我的妻子。

对一个外人来说，发现在集中营里居然还有类似艺术的东西存在，他一定会惊诧不已，但当他听到身处其中的你还能产生幽默感时更会目瞪口呆。当然，这种幽默感非常细微，而且只延续数秒。幽默是灵魂保存自我的另一件武器。大家都知道，幽默比人性中的其他任何成分更能够使人漠视困苦，从任何境遇中超脱出来，哪怕只有几秒钟。我就曾经训练过在建筑工地上一起干活的一位朋友培养幽默感。我向他建议，我们两个每天都要保证给对方至少编一个好笑的故事，内容则是我们释放以后将会发生的事情。他是个外科医生，曾经在一家大医院做过助理医生。有一次，为了让他发笑，我给他描述了他在重操旧业后仍然不能摆脱在集中营养成的习惯的事。在建筑工地（尤其在督察官巡视完以后），工头经常喊"动起来！动起来！"以鼓动我们干得更快些。我就告诉我的朋友："有一天，你回到手术室，正在做一个大的腹部手术。突然，助理跑了进来，喊着'动起来！动起来！'向大家通报主任医生驾到。"

有时，其他人会编造有关未来的好笑的梦想，比方说预测人们在将来的一次聚餐中，也许会忘记自己是谁，以至于在分汤的时候会央求女主人"从锅底给舀一勺"。

培养幽默感并以一种幽默的态度看待事情，是人在掌握生存艺术时学到的技巧。尽管在集中营中苦难无处不在，但人还是有可能运用生存的艺术的。打个比方：一个人的苦难就好比毒气。如果向空荡荡的毒气室灌入一定量的毒气，气体将完全而均匀地弥漫开来，不管房间有多大。人的苦难也是这样，它完全占据了你的灵魂和意识，不管苦难是大还是小。因此，人苦难的"量"完全是相对的。

这也意味着一件非常琐屑的事情也能够给人带来极大的快乐。就举我们从奥斯威辛迁往达豪集中营的一个附属营地的途中发生的一件事为例。当时我们大家都担心会被送到毛特豪斯集中营。当我们到了多瑙河上的一座桥上时，我们感到十分紧张，因为据同行的有经验的人说，这座桥就是通往毛特豪斯集中营的必经之路。后来我们的列车没有跨越那座桥，而是直奔达豪集中营，囚徒们为此在车厢里跳起了欢乐的舞蹈。不是亲身经历的话，那个场面简直难以想象。

经过两天三夜的旅行，我们到了达豪集中营后又发生了什么？在车上时，因为地方不够，所以大家不能同时躺在地板上，大多数人不得不一路站着，一些人轮流在浸透了人尿的稻草垫子上蹲一会儿。我们到达后从其他囚徒嘴里听到的第一个要闻，是这个相对较小的集中营（它关押的囚徒有2500人）没有"炉子"，没有火葬场，没有毒气！那就意味着，假如某人成了

"Moslem"，他不会被直接拖到毒气室，而是得等所谓的"病号车"安排好以后才能被送到奥斯威辛去。这个意外的好消息让大家情绪高涨。我们在奥斯威辛时那个年长的看守的愿望应验了：我们的确是在最短的时间里到了一个没有"烟囱"的、跟奥斯威辛不一样的集中营。尽管后来几个小时里还是经历了些磨难，但大家还是相互打趣着。

集中营清点人数时，发现我们这些新来的囚徒少了一个。为此，我们不得不在瓢泼大雨和凛冽寒风中死等，直到找到那个失踪的人。原来他因为过于疲倦在一个屋子里睡着了。结果，点名就变成了惩罚游行。我们整晚都站在外面，直到天亮，大家冻得够呛，浑身都湿透了。但我们还是很开心！起码这个集中营里没有烟囱，奥斯威辛又离得那么远。

还有一次，我们看见一队犯人①路过我们的工地。当时我们觉得，苦难的相对性是多么明显呀！我们嫉妒那些管理相对好、相对安全、相对幸福的犯人。我们难过地想：他们肯定能够定期洗上澡；他们肯定有牙膏、衣服刷子和褥子（每人一套），每月还能收到亲人的来信，至少知道他们是否还活着。而我们很久以前就失去这一切了。

---

① 此处指真正的监狱关押的罪犯。——译者注

而且我们是多么嫉妒那些能够在一个能遮风挡雨的工厂车间里工作的人呀！每个人都希望摊上这样一个救命的机会。机会的相对性还不止这些。在被派到集中营外边干活的人当中（我曾经是他们中的一员），有些人就被认为要比另外一些倒霉。如果某人不必每天12个小时在陡峭的山坡上踏着泥泞的小道去清洗工地上的小火车车厢，那他真是让人羡慕。因为干这种活儿的人几乎每天都要出事，而一出事多半都是致命的。

在别的工作队，监工们都采用本地的老办法，不停地揍人，这使得我们一直在谈论如何才能避免在这些凶恶的监工手下干活，就算避免不了也祈祷上帝不要让我们在他们手下长期干活。有一次，我就非常倒霉，被分到了这样一个组里。假如不是两个小时以后（在那两个小时里，监工一直在折腾我），空袭警报响了而且警报过后也没办法再重新集合的话，我想我恐怕就会被运送死人或垂死之人的雪橇拉回去啦。没人能够想象出类似情况下空袭警报带给我们的解脱感，哪怕是那些因比赛结束铃声响起而得以避免在最后一分钟被击倒的拳击手也会难以想象吧。

在集中营里，我们对最微不足道的仁慈也心存感激。上床之前，如果还有时间，人们就赤裸着站在房檐挂着冰柱的屋里。但是，如果这会儿工夫没有空袭警报，灯也没有被关掉，我们就感激不尽。因为如果我们捉不完虱子,那么半宿都会被咬得无法入眠。

集中营生活中快乐的匮乏为我们提供了一种消极的幸福,即叔本华所谓"免于痛苦的自由",而且即便这样的幸福也只是相对的。真正的积极的快乐,哪怕是极细微的,也非常少。我记得,有一天我曾划拉了一张快乐的清单,发现在过去几周里,我只经历过两次快乐的瞬间。一次发生在下工以后,经过长时间的等待后,看守允许我进入厨房,排队走向狱厨F——他站在一排大锅后面,挨个儿给匆匆走过的囚徒伸过来的碗里舀汤。他是唯一一个不看人下菜碟、能做到均等分汤的厨子,从不照顾自己的朋友或同胞。其他厨子不是这样,他们给朋友或同胞捞土豆,只给其他囚徒舀上面的清汤。

不过,我不能苛求那些偏向自己人的囚徒。在这种生命或迟或早都可能终结的处境里,谁还能指责那些优待朋友的人呢?任何人都没有资格去评判别人,除非他扪心自问在这样的情况下自己不会那么做。

在我重新过上正常生活很久以后(就是说我从集中营出来很长时间以后),有人给我看过一份带有插图的周刊,其中有囚徒挤在木板床上躺着、直勾勾地盯着来访者的照片。他说:"他们那恐惧呆滞的表情是多么可怕呀!"

"为什么？"我问他，因为我的确不理解。那会儿我再次看到了所有的一切：早上5点钟，外面还是漆黑一团，我躺在土监狱的硬木板上，跟约70名囚徒一起接受"照顾"。我们都生病了，不用离开集中营去干活，也不用出操。我们可以整天躺着，打打盹，等着发放每天一份的面包（病号当然要减量）和汤（稀得不能再稀，而且量也减了），但我们是多么满足、多么高兴啊。我们挤在一起取暖，懒洋洋的，连手指头都不愿动一下。突然，我们听到尖锐的哨音和场院里传来的喊叫声，上夜班的人回来了，正在集合点名。门"哐当"一声被撞开了，一阵暴风雪卷了进来。一个浑身是雪、疲惫不堪的狱友跟跄着跌倒在地，坐了几分钟。但是看守将他推了出去。正在点名时是绝对禁止收留陌生人的。我当时觉得，那个兄弟多么可怜，而我自己多么幸运，居然生了病，并因此可以躺在病号房里打盹！在那里待上两天，也许还能再多待几天，真是救命的呀！

我看到那张照片的时候，这一切都出现在脑海里。经过我这样的解释，那人明白了我为什么不觉得那张照片有多可怕，照片上的人也不见得像他想象的那么倒霉。

进病号房的第四天，我刚被指定值夜班，主任医生就跑进来，问我是否愿意到另外一个集中营看护伤寒病人。朋友们都强烈反对我去（病号房中也没有一个愿意去的），但我执意要去。

我知道，在工作队干活会死得更快。横竖都是个死，在那里死多少会有些意义。我想，作为医生，为帮助自己的狱友而死，要比作为不中用的劳工消耗掉自己的生命，无疑更有意义。

对我来说，这仅仅是权衡，不能说是牺牲。但私下里，卫生队的医官曾下令"照顾"我和另外一个自愿去看护伤寒病人的医生，直到我们离开。我们看起来是那么虚弱，他担心手上会多出两具尸体，而不是多出两个医生。

前面我提到过，除了关心自己能否活命和亲人的下落以外，其他事情对我们毫无意义。我们做的一切都是为了这个目的。人是如此关注自己和亲人的生命，以至于精神高度紧张，这种紧张可能会摧毁他所有的价值观念，使他怀疑一切。在一个不再承认人的生命价值、剥夺人的意志并使之成为消灭对象（当然要先有计划地让他尽其所用）的重压之下，人的自我最终会遭受价值缺失之苦。如果集中营的囚徒不竭力抵挡住这种影响以保存自尊，他就会失去人的感情，没有了精神，没有了内在的自由，没有了个人的价值。他会觉得自己不过是人群中的一小部分，其存在被贬损到动物的层次。人群从一个地方被驱赶到另一个地方，一会儿合成一群，一会儿又被驱散开来，就像一群绵羊，全然没有自己的思想或意志。一小队危险的看守在他们周围监视着他们，折磨和虐待他们。这一小撮人不停地驱赶着羊群，边喊叫边踢打。而我们，这群羊，只想着两件事情——如何躲开恶狗或找到一小块吃的。

如同绵羊胆怯地缩到羊群当中一样，我们每个人也都尽量挤到队列中间去。这样做可以少挨看守的揍，他们就在队伍的前后左右看着我们。中间的位置还有一个好处，就是不易被寒风吹到。因此，为了保全自己就不得不融入人群。大家在站队时会不自觉地这么干，但有时也会刻意这样做，这是遵守集中营里自我保全的一条最要紧的法则，即不要太显眼。我们每时每刻都试图避开党卫军的视线。

当然，有时不仅有需要，而且有必要躲开人群。大家都知道，在强制性的集体生活中，每个人的一举一动都在众目睽睽之下，这就让你有一种不可抗拒的逃离人群的冲动，哪怕只是一小会儿。犯人渴望能一个人待着，需要隐私和独处。我被送到所谓的"休息营"后，居然有幸找到一个独处的机会，每次大约是5分钟。在我干活的土监狱（里面塞了50名发高烧的病人）背后缠绕着集中营的双层铁丝网，边上有一块安静的角落。那里用木棍和树枝临时搭了一个帐篷，安放着六七具尸体（都是当天死亡的囚徒）。还有一口连接着水管的井，在用不着我的时候，我就蹲在这口井的木盖子上。我就那么坐着，透过乱七八糟的铁丝网,望着外面长满野花的山坡和远处巴伐利亚地区蓝色的山冈。我梦想着,思绪忽而飘向北边,忽而飘向东北边,飘向我家乡的方向,可我看到的只有白云。

身边的尸体上爬满了虱子,可我并不在意。只有看守路过时的脚步声才会搅乱我的白日梦,再就是让我去看护哪个病人或者去取这个营地新到药品的招呼。发给每个监狱的药品只有5片或10片阿司匹林,50名病人要用好几天。我取了药,在病房巡查一遍,摸摸病号的脉搏,给重病号吃上半片阿司匹林。病情极重的病号不给药,因为吃药也不管用了,这么点药还是留给那些还有希望好转的病人好了。对病情轻点的,也不给药吃,只能鼓励他几句。就这样,我一个一个病人看过来,尽管自己也因为刚得了一次重伤寒而感到虚弱和疲倦。然后,我回到木头井盖那块清净的地方继续休息。

就是这口井,还救过三个囚徒的命呢。集中营被捣毁前不久,集中营组织车队把囚徒转送到达豪集中营,而这三个囚徒很聪明,想躲起来不去那里,于是就爬到井下,藏了起来。我若无其事地坐在盖子上,假装朝铁丝网扔石头玩。看守看见我以后,稍许迟疑,走过去了。后来我告诉那三个兄弟,最危险的时期已经过去了。

第一部分　在集中营的经历

外人很难想象在集中营里人命是多么不值钱。囚徒们虽然受尽折磨,但在看到重病号的遭遇以后就更加清楚地意识到集中营对生命的不屑一顾。瘦骨嶙峋的病号被扔到一架两轮车上,由囚徒拉着送到另一个集中营,这样的事还常常发生在暴风雪天。如果哪个病号在车子出发之前死了,也要一起拉走。名单上的号码一定要对得上!一个囚徒的意义就在于他有号码,因此号码才是最要紧的。囚徒成了名副其实的号码,不管你是活着还是死了,都不重要。一个"号码"的死活无关紧要,号码所代表的囚徒的生命更无所谓。你的命运、经历、名字全都失去了意义。运送病号时,我作为医生需要陪同他们从巴伐利亚集中营到另一个集中营去。有个年轻的囚徒,因为他的兄弟不在名单上,所以他的兄弟就得留下来。经他苦苦哀求,号长决定来个调换:他的兄弟顶替了另外一个愿意留下来的人。但是名单上的号码不能对不上!这其实很简单,这个人的兄弟只是和另外一个囚徒换了号码。

正如刚才所说,我们没有任何证件,每个人如果还有口气,那就算幸运了。对别人身上的一切,比如裹着身体的布片,都只在被派去运送病号的时候才能引起我一点儿兴趣。我们需要对将被送走的病号进行不厌其烦的检查,看他的衣服或者鞋子是否比自己的要好一点。不管怎么说,他们的命运就是那样了,但那些留下来的人、还能干点活的人，就必须想尽一切办法来改善自己的条件，尽可能地活下去，人们也并不因此而感伤。囚徒们觉得自己的生死取决于看守的情绪，这使得囚徒们更不像人。

在奥斯威辛，我给自己定了一条规矩，事实证明它很管用，后来还被绝大多数狱友采用。这条规矩就是要如实回答所有问题，但是对没有明确问及的一切都保持沉默。如果问我的年龄，我会告诉他们。问我的职业，我也会如实回答"医生"，但不做解释。到奥斯威辛的第一天早上，一名党卫军军官来到操场。当时我们已经被分到各个小队里了：年过四十的、不到四十岁的、钢铁工人、机械师等等。经过一一核对，囚徒组成了新的小队。我所在的小队被赶到另一个监狱，在那里排好队，再次核对后，问了我的年龄和职业，又把我派到另一个监狱，分到另一个小队。这样折腾了几次，我就很不高兴了，因为小队里都是陌生人，说话都听不懂。最后又一次进行甄别，我重新回到第一个小队！大家都没有注意到我已经被赶来赶去好几个来回了。但是我知道，在这几分钟里，我的命运被改变了多少回。

运送病号到"休息营"的车队准备完毕后，我的名字（就是我的号码）被写进一个名单，因为需要几个医生。但没有人肯定我们到底是不是去休息营，而几周之前也是这个车队，大家谁也没有想到它最后去了焚尸炉。看守表示，谁要是自愿值夜班就可以从运输队名单上划掉，82名囚徒马上报了名。25分钟后，运输任务取消了，但82名囚徒还在值夜班的名单上。对他们大多数人来说，那意味着在以后的几个礼拜中死亡。

后来又安排运送，大家还是不知道这回是不是又是个骗局，就像上次那样，骗病了的囚徒最后卖卖死力气。哪怕让他们再干两个礼拜也是好的，最后还是会送他们到焚尸炉。主任医生比较赏识我，有天晚上9点45分时偷偷告诉我："我在勤务室跟他们说了，你可以把自己的名字从名单上划掉，10点以前还来得及。"

我告诉他，我不能这么做，我已经学会顺其自然了。"跟朋友们在一起也很好，"我说。他的眼睛里现出惋惜的神色，好像他知道一切……他默默地跟我握了握手，似乎在跟我永别。我慢慢地回到监狱，那里有个好朋友正在等我。

"你真的要跟他们一起去？"他伤心地问。

"是的，我要去。"

他眼睛里涌出了泪水。我想法安慰他，然后跟他说了我的遗嘱："听着，奥托，如果我不能回家看我妻子，如果你还能再见到她，请告诉她三件事。第一，我每时每刻都在思念她，请你一定记得转达；第二，我爱她胜过爱任何人；第三，我跟她结婚后那短暂的时光胜过一切,也超越了我在这里遭受的所有痛苦。"

奥托,你现在在哪里?你还活着吗?我们分手以后,你都经历过哪些事?你后来是否找到了你妻子?你还记得我曾经让你逐字逐句背诵我的遗嘱,而你哭得像个孩子一样吗?

第二天一早,我就跟着车队出发了。这次不是骗局,我们不是去毒气室,而的确是到了休息营。那些不让我来的人都留在了原来的集中营,那里后来发生了饥荒,比我们这里要厉害得多。他们本来想保全性命的,结果死得更快。集中营被捣毁以后,我碰到过原来那个集中营里的一位狱友,他当时是营里的巡查。他回忆说,有次他曾经追查过囚徒尸堆里丢失的一块肉。后来发现有人在煮那块肉,他把肉没收了。当时那里已经出现了人吃人的现象,而我离开得正是时候。

这是否让你想起了"德黑兰死神"的故事?有一天,一名有权有势的波斯人跟一个仆人在花园散步。仆人告诉主人,他刚刚碰到了死神,死神告诉他死期将至。他央求主人备一匹快马,好让他在当晚逃往德黑兰。主人答应了他,仆人飞身上马,疾驰而去。主人进屋以后,也碰到了死神,就问死神:"你为什么要吓唬我的仆人?"死神回答说:"我没有吓唬他,我看见他还在这里待着,觉得奇怪,因为我本想今晚在德黑兰找他的。"

集中营的囚徒害怕做决定,也不敢主动采取任何行动。这是因为他们强烈地感觉到一切皆有定数,不要试图去影响命运,而应该听从命运的安排。此外,囚徒们对一切都漠然处之,这也在很大程度上影响了他们的情绪。有时,你得在瞬间做出关乎生死的决断。囚徒则更愿意让命运替他做这个决断。在决定是否逃跑的时候,囚徒这种逃避责任的心理表现得最明显。在那个需要几分钟内拿定主意的时刻,他遭受着地狱般的折磨。是试着逃跑,还是放弃冒险?

我也经历过这样的折磨。随着战线的日益推进,我曾有机会逃脱。我的一个同事在执行医疗任务的时候曾经到过狱外,他想带我一起跑出去。他借口一个病人的病情复杂,需要专家会诊,把我带了出去。到了外面,一个外国抵抗组织的成员要给我们制服和证件。在最后关头,出了点技术上的问题,我们不得不再回到集中营。利用这次机会,我们得到一些补充,找到了几个烂土豆,但需要一个背包才能装回去。

我们砸开一间女犯营,里面空无一人,因为女犯都被送到另外一个营了。屋里乱七八糟的,许多女犯显然是在得到给养后跑掉了。里面有布片、稻草、腐烂的食物和陶罐碎片。有几只碗还能用,我们开始觉得该带上,最后决定不带了。后来我们知道,在情况最糟糕的时候,这些碗不光被用来盛饭吃,还被用作洗漱盆和尿盆（监狱里严禁用任何洗漱用具，但有些囚徒不得不违反这条规定，尤其是伤寒病人，因为他们过于虚弱，即便有人搀扶也出不了门）。先是由我望风，我的朋友进去找东西。他很快就拿着一个背包出来了，藏在衣服下面，说里面还有一个，让我去拿。然后他望风，我进去找到了一个背包和一把牙刷，还发现了一具女尸。

我跑回我所在的屋子取东西：我的饭碗、一副破手套（那是一名伤寒病人贻赠的）和几张速记纸片（我开始在上面重写在奥斯威辛丢失的手稿）。我快速查看了一遍蜷缩在监狱四壁腐旧木板上的病人。我走到唯一的同胞（他快死了，我曾经竭力想治好他）跟前，我不能跟他说我要逃跑的事，但他似乎觉察到了异常（也许我有点紧张），问我："你也要出去吗？"我否认了，但我无法回避他那悲伤的眼神。查完房后，我又回到他身边，他还是那么悲伤地看着我，似乎在责备我。我当初告诉朋友想跟他一起逃跑时那种不安的感觉又来了。突然，我决定自己拿一次主意。我跑出去告诉那个朋友我不跟他跑了。一说出这句话，那种不安的感觉顿时就消失了。我不知道接下来会发生什么事，但我内心得到了前所未有的平静。我返回监狱，坐在同胞的床板边，试图安慰他，然后跟其他病号聊了一会儿，想让他们也安静下来。

我们在集中营的最后一天到来了。由于战线迫近,几乎所有囚徒都被运送到了别的集中营。集中营的看守、囚头和狱厨都跑掉了。这天我们接到命令,说日落之前要把集中营全部清空。留下来的少数人(生病的囚徒、几名医生和一些"护士")也必须离开。晚上,将放火烧毁集中营。到了傍晚,预备来接病号的卡车还没有到,集中营的大门却突然关闭了,铁丝网上监视严密,谁也跑不出去。留下的囚徒看来将在大火中上西天了。我和我的朋友再次决定逃跑。

我们已经接到命令,去铁丝网外面埋葬三具尸体。我们是集中营里仅有的还剩点力气、能干这件事情的囚徒。其余的囚徒全都躺在尚在使用中的监狱里,发着高烧,说着胡话。我们制定了计划:在运第一具尸体时,把朋友的背包夹带出去,藏在那个权当棺材的旧洗浴盆里。在运第二具时,再把我的背包夹带出来。在第三次时,我们就跑掉了。前两次运送都依计而行。我们返回以后,我的朋友想找块面包,作为未来几天在丛林躲藏时的干粮。我等着他,几分钟过去了看他还没回来,我就有点着急了。经过三年的监禁,我想象着自由的快乐,想象着奔向战线该有多么奇妙,但我们最终没能走那么远。

就在我朋友回来的时候,集中营的大门被撞开了。一辆涂着红十字标志的银光闪闪的汽车缓缓驶向操场。来的是日内瓦国际红十字会的代表，整个集中营和里面的囚徒现在处于他们的保护之下了。这些代表到附近的一处农舍住下，为的是离集中营近些以防紧急情况发生。这种情况下，谁还会想逃跑的事？车上卸下来不少药箱，每个人都分到了香烟，拍了照。大家感到无比欢快，我们也用不着冒险往战线那边跑了。

高兴之余，我们把第三具尸体给忘了，因此急忙将它运到外面，扔进事先挖好的坑里。紧跟着我们的看守（他是个相对不太凶残的人）突然变得随和起来。他看到要变天了，想赢得我们的好感。尸体入土之前，他跟我们一起为死者做了简单的祈祷。过去几天，我们一直跟死神赛跑，相当紧张和兴奋，因此我们祈求和平的祷告也非常热切。

就这样，最后一天在期盼自由的兴奋中过去了。但是，我们高兴得太早了。红十字会代表曾经对我们保证过，说已经签订了协议，集中营不会被清空。但到了晚上，党卫军带着卡车来了，他们要清空集中营。最后剩下来的囚徒要被带到一个中心营，到那里以后，48小时内他们将被转送到瑞士以交换一些战俘。我们都不敢认这些党卫军了，他们是那么友好，劝我们不要害怕，赶紧上卡车，还说我们的运气真好，应当感激他们。那些还有些力气的囚徒就钻到卡车里去了，那些生着病、虚弱不堪的囚徒也都被拖了进去。我的朋友和我都没有掩藏地带着背包,就站在最后一组。这一组选了 13 个人,他们坐倒数第二辆车。主任医生点出 13 个人来,但漏点了我们。那 13 个人上了车,我们不得不留下了。我们感到吃惊、愤怒和失望,就指责主任医生。他借口累了、精神不集中,为自己开脱,说他以为我们还在考虑逃跑的事。我们不耐烦地坐在地上,靠着背包,跟少数几个囚徒一起等待最后一辆卡车。我们等了好长时间。最后,我们躺在被遗弃的看守室的草垫子上,疲惫不堪,一会儿觉得有希望,一会儿又感到绝望。我们和衣睡下,随时准备出发。

突然,枪炮声震醒了我们,曳光弹和机枪子弹的火光映亮了监狱。主任医生跑了进来,命令我们趴到地上。一名囚徒从床上跳下来,踩到我肚子上,正好把我踩醒了!我们逐渐弄明白是怎么回事了,战线已经到了我们这里!枪炮声渐渐减弱了,天也亮了。集中营门口的旗杆上飘着一面白旗。

好几个星期后我们才得知,命运在那最后的时刻仍然跟我们这几个囚徒开了个玩笑。我们发现人的决定是多么无常,尤其是事关生死的决定。我曾经看到过一些离我们所在的集中营不远的一个小集中营的照片。那天晚上,那些以为自己将获得自由的朋友都坐卡车到了那个集中营,他们一到那里就被锁了起来，被烧死了。照片上，他们那焦炭状的身躯依稀可辨，我再次想起了"德黑兰死神"的故事。

囚徒的漠然不仅是一种自我防卫的手段，还是其他因素的结果。饥饿和缺少睡眠都会使囚徒对事物丧失兴趣（正常情况下也是如此），并且变得易怒（这是囚徒常见的心理状态）。缺少睡眠部分是由于虱子的骚扰。在拥挤的屋子里，由于缺乏基本的卫生设施，虱子成灾。我们既没有尼古丁也没有咖啡因，这也是原因之一。

除了这些物质原因外，还有心理原因——囚徒们有某些情结。绝大多数囚徒都有自卑情结。我们曾经是，或者曾经把自己想象成个"人物"，而现在我们的待遇形同猪狗。人们将对自身内在价值的认识寄托于更高、更精神性的事物上，这种精神性的事物不会被集中营生活摧垮，但又有多少自由的人（更不用说囚徒）拥有这样的意识呢？一般犯人尽管没有明确地意识到，但都觉得自己被极大地贬低了。看看集中营单一的社会学结构体现出来的反差，就能清楚这一点。稍"显要"些的囚徒，比如囚头、厨子、商店店员和巡逻员，一般不会像普通囚徒那样，觉得自己低人一等；相反，他们觉得自己高人一等，有些甚至会产生自大的幻觉。嫉妒不满的普通囚徒有时会讥笑这些受到优待的少数人。比如我就听到两个囚徒在议论一个囚头时说:"想想看!那个家伙还是一家小银行行长时我就认识他。你看他多走运,爬得这么快!"

一旦被贬抑的多数人和高人一等的少数人发生冲突(这两类人经常会发生摩擦,从分发食物开始),其结果通常是爆炸性的。因此,人们普遍的易怒情绪(其物理原因前面讨论过了),加上心理的紧张加剧,会导致群殴也就不令人奇怪了。由于囚徒们对殴打场面已经司空见惯,这更增加了他们的暴力冲动。我在饥饿和疲劳的时候,如果被激怒的话,也很想抡拳头。我通常都很累,因为我夜里得起来看火,在伤寒病人的监狱里是被特许可以生一个炉子的。其他囚徒说胡话或者睡着时是我最轻松的时刻。我可以躺在炉子边上,用偷来的木炭拢起一堆火,烤几个土豆。但第二天我会觉得更疲倦、更麻木、更易怒。

我在伤寒病区当医生时,还代理生病的分区长的职责。因此,我还负责保持监狱的卫生,如果可以用"卫生"一词的话。当局经常借检查卫生之名虐待囚徒。虽然囚徒们更需要多一点食物、多一点药品,但当局只关心走廊里是否落下一根稻草,破破烂烂且爬满虱子的布片是否整齐地裹在病人的脚上。至于囚徒的命运,他们根本不在意。如果我报告得体,从光头上扯下狱帽,"咔嚓"一声并拢好脚跟说:"V1/9号报告:52名病号,

2名护工，1名医生。"他们就会满意地走开。但是，在他们到来之前（他们常常要晚到几个小时，有时根本不来），我就得整理床铺，捡拾稻草，呵斥那些蜷缩在板床上、随时可能毁掉来之不易的整洁的可怜虫。高烧病人的冷漠情绪尤其严重，因此无论你怎么要求他们都无动于衷，除非你呵斥他们。有时呵斥也不管用，这时你会气得忍不住去揍他们。面对别人的冷漠，自己的火气也特别大，尤其在面临危险时（比如检查员就要到了）。

在对集中营囚徒的特点作了这些心理学的和精神病学的分析之后，大家可能会产生这样的印象：人类完全地、不可避免地受制于环境（在这种情况下，环境就是集中营生活的独特结构，它迫使囚徒适应确定的行为模式）。但是，人的自由呢？人的行为、人对给定环境的适应中有没有精神自由呢？那种认为人不过是许多条件和环境因素（不论是生理学的、心理学的还是社会学的）之产物的理论究竟对不对？人是否只是这些因素的偶然产物？最重要的是，囚徒对集中营这一封闭世界的反应是否表明人逃不脱他所处环境的影响呢？面对这种环境，人是否没有选择的余地？

我们可以从原则和经验两方面回答这些问题。在集中营生活的经验表明，人还是有可能选择自己的行为的。有足够的例证（常常是具有英雄性质的）说明，人可以克服冷漠，克制暴躁。即使是在可怕的心理和生理条件下，人也能够保持一定的精神自由和意识独立。

我们这些在集中营生活过的人，都记得那些走过一间间屋子安慰别人、把自己的最后一块面包给了别人的人。这样的人在数量上可能不多，但足以说明一点：有一样东西你是不能从人的手中夺去的，那就是最宝贵的自由，人类一直拥有在任何环境中选择自己的态度和行为方式的自由。

实际上，人们也经常会遇到需要抉择的时刻。每一天，甚至每时每刻，你都需要做出决定，这样的决定将使你要么屈从于外界推力，要么保持自我内在的自由，同时也将决定你是否成为环境的玩物，是否抛弃自由和尊严而变成标准的囚徒。

从这个角度看，集中营囚徒的心理反应似乎不仅仅是对确定的物质和社会条件的表达。即使像缺少睡眠、食物不足以及心理紧张等类似的情况，也只能说是限定了囚徒可能的应对方式。在最后的分析中我们可以看出，囚徒最终成为什么样的人，仍然取决于他自己内心的决定，而不单单取决于集中营生活的影响。因此，在心理和精神的层面，基本上任何人都能够决定自己成为什么样的人。即便在集中营，他也能保持自己作为人的尊严。陀思妥耶夫斯基说过："我只害怕一样，那就是配不上我所受的痛苦。"在我结识了那些烈士之后，这句话常常出现在我脑海里。那些烈士的行为，他们的痛苦和死亡，都表明人不能丧失内在的自由。他们可以说配得上他们所遭受的苦难，他们忍受痛苦的方式是一种真正的内在升华。就是这种精神的自由，任谁也无法夺走的自由，使生活变得有目的、有意义。

积极的生活能够使人有机会通过创造性的工作实现价值，而消极的生活能够使人满足于对美、艺术或者自然的追求。但是，在那些不仅没有追求创造性和快乐的机会，有的只是一种达到最高道德标准的可能性（就是说，人在对待自己被外界因素完全束缚情况下的态度）的生活中，人生仍有意义。一个人的创造性和享乐的生活可以被夺去，但不只是创造性和享乐才有意义。如果说生命有意义，那么遭受苦难也有意义。苦难、厄运和死亡是生活不可剥离的组成部分。没有苦难和死亡，人的生命就不完整。

人接受命运和所有苦难，背负起十字架的方式为他提供了赋予其生命更深刻含义的巨大机会，即便在最困难的环境下也是如此。他仍然可以做一个勇敢、自尊和无私的人；否则，为了活命，他会忘记自己的尊严，变得无异于禽兽。在这样的情况下，这种困苦环境所提供的能使人道德完善的机会，有的人会充分运用它，有的人会放弃它。这也决定了他是否配得上他所遭受的苦难。

不要以为这些议论不切实际。的确，只有少数人能够达到如此高的道德境界。在集中营的囚徒当中，只有极少数保持了完全的内在自由，得到了所遭受的苦难带来的价值。但这样的人哪怕只有一个也足以说明人的内在力量可以使他超然于外在命运。不光集中营有这样的人，在任何地方，人都会遇到厄运，同时也就会遇到通过勇敢地面对苦难而实现道德升华的机会。

就拿病人，尤其是绝症病人的命运来说。我有一次读到一名瘫痪的年轻人的信件，在信中他告诉朋友，他刚刚知道自己活不长了，即使再做一次手术也无济于事。他写道，他记得以前看过一部电影，其中的男主人公勇敢而有尊严地面对死亡。那个年轻人觉得这种对待死亡的态度是非凡的成就。他写道，现在，命运给了他同样的机会。

几年前看过根据托尔斯泰小说改编的电影《复活》的人，可能会有类似的想法。它反映了巨大的厄运下伟大的人生。那个时候，我们没有那么伟大的命运，也就没有机会实现那样伟大的人生。看完电影后，我们去了酒馆，一杯咖啡、一个汉堡下肚后，就忘记了脑子里刚刚闪现的奇特想法。但当我们自己遭遇到厄运、需要决定是否以同样伟大的精神面对厄运时，我们早已忘记了好多年前年轻时的决心，因此我们失败了。

也许我们中有人会再去看那部电影或者类似的电影。到那时,其他电影画面可能会自动地闪现在他的脑海里,某人内在伟大的特定细节也会展现开来。比如一名年轻女子,我在集中营目睹了她的死亡。实际没有什么好说的,你们也许会觉得这是我编造的,但对我来说,那个场面就像一首诗。

这个年轻女子知道自己将不久于人世。但在跟她谈话时,她却很快活,她告诉我:"我感谢命运给了我这么沉重的打击……以前的生命让我糟践了,我从没有认真考虑过精神完美的事。"她指着窗外:"这棵树是我孤独中唯一的朋友。"透过窗户,她只能看到栗树的一条枝桠,上面开着两朵花。"我常常跟它交谈。"她对我说。我感到震惊,不知道如何回答。她是否在说胡话?她是否有了幻觉?我好奇地问,树是怎么回答她的。她告诉我:"它对我说,'我在这里,我在这里,我就是生命,永恒的生命'。"

我们已经说过,囚徒内在自我的状况最终不是取决于那些生理或心理条件,而是自主决定的结果。对囚徒的心理观察表明,只有那些自甘沉沦、放弃对道德自我和精神自我内在把握的人才会成为集中营恶劣条件下的牺牲品。那么现在的问题是,所谓的"内在把握"是什么意思?

大部分囚徒在回忆牢狱生活时都觉得集中营最让人觉得压

抑的是你不知道自己要被关多久,你不知道哪天会被释放(在我们那个集中营,对这个问题大家甚至谈都懒得谈)。实际上,囚徒的刑期不光不确定,而且是无期限的。某位著名的心理学家就说过,集中营生活是一种"临时的存在"。我们还可以补充几个字,那就是"未知期限的临时存在"。

新来的囚徒一般对集中营的条件一无所知。那些从别的集中营来的囚徒则不得不保持沉默,有些集中营则从来没有囚徒在离开后回来过。一进入集中营的大门,人的心理就会发生变化。不确定性消退以后,结局的不确定性又登场了。你不可能预测这样一种生存状态何时能结束,或者到底能否结束。

拉丁词 finis 有两个含义:"结尾或结局"和"要达到的目标"。看不到"临时的存在"何时结束的人,也不可能去追求生活的终极目标。他不再像正常人那样为了将来而生存。因此,他内在生命的这个结构就改变了,我们从其他生活领域所知道的堕落迹象就开始显现了。比如,失业工人的情况就是这样,他的存在成了临时性的。在一定意义上说,他不能够为未来而生活,也不可能确定什么目标。针对失业煤矿工人的研究表明,因为失业,他们受到一种特殊的、扭曲的心理时间的折磨。囚徒同样饱受这种奇特的"时间—体验"之苦。在集中营,很短的时间,比方说一天,由于充满了折磨和痛苦,所以显得特别漫长。

而大点的时间单位，比如一个星期，则过得很快。我的狱友都同意我所说的：在集中营里，一天过得比一个星期慢。我们的时间—体验是多么荒诞啊！对于这一点，我们想起了托马斯·曼的《魔山》(The Magic Mountain)，其中有一些非常到位的心理学评论。托马斯研究过人在类似集中营的环境（比如隔离病区那些不知何时能回家的结核病人）中的心理变化过程。他们也经历着类似的生活状态——没有未来，没有目标。

有个从车站跟一大队新来的囚犯一起走到集中营的囚犯后来告诉我，他感觉当时好像是走在自己的葬礼上。在他看来，自己的生活完全没有未来。他觉得自己的生命已经终结，好像已经死去。别的因素会强化这种感觉：在时间上，人会痛切地感受到集中营生活的无期；在空间上，人则会感受到监狱活动范围的逼仄。铁丝网外面的一切都那么遥不可及，那么不真实。外面的人和事对犯人有一种鬼魅般的影响。在犯人看来，外面的生活于他就好比死人从另一个世界观察现实一般。

看不到未来的人之所以自甘沉沦，是因为他发现自己老在回忆。我们曾经说过，犯人容易怀旧，为的是忘记眼前的痛苦。但剥去当下的现实性就蕴涵着一个危险，那就是容易忽视积极度过集中营生活的机会。的确存在这样的机会。将我们的"临时的存在"看作不真实的，本身就是使犯人丧失对生活的把握的重要因素，一切都成为无所谓的了。这种人忘了，正是在极端困苦的环境下，人才有实现精神升华的机会。他们没有把集中营的苦难看作对自身内在力量的考验，而是很不严肃地对待自己的生命，把生命轻易抛弃。他们更愿意闭上眼睛，生活在过去之中。对这些人来说，生命是无意义的。自然地，只有极少数人能够达到极高的精神境界。但是，有一些人，虽然从世俗的角度看是失败的，但也曾经有过成为伟大的人物的机会，而这种伟大在普通环境下是永远不可能实现的。而我们当中另外一些平庸而三心二意的人，则正如俾斯麦所说："生活就好比看牙医。你总是觉得最难受的时候还没到，而实际上它已经过去了。"稍许改变，我们可以说集中营里绝大多数囚徒都相信生命的真正机会已经过去了。但实际上仍有机会和挑战。除非你能够战胜那些经历，将生活转化为内在的胜利，否则就是忽视那些挑战，像绝大多数囚徒那样，无声无息地枯萎下去。

要消除集中营生活对囚徒在心理和病理方面的影响，就要运用心理治疗和心理卫生的方法，给他指明一个未来的目标，以使他恢复内在的力量。有些囚徒本能地会给自己确定这样一个目标。人的独特之处在于只有人才能着眼于未来。在极端困难的时刻，这就是人的救赎之道，不过人得迫使自己将精神专注于此。

我就有过这样的经历。因为老穿破鞋,我的脚伤得很重。有一天,脚疼得厉害,我一瘸一拐地跟大家走了几公里路,从集中营到工地干活去。那天非常冷,寒风刺骨。我不停地想着悲惨生活中的琐屑之事。今晚吃什么?要是能额外得到一根香肠,要不要拿它去换一片面包呢?要不要用最后一支香烟去换一碗汤喝?去哪里弄一根好点儿的鞋带?到工地后是跟原来的小队一起干活呢,还是会被派到其他凶恶监工的小队去?怎样跟囚头搞好关系,让他帮我在营里找个活儿干,而不用走那么远的路到工地上?

我对时时刻刻想着这些琐事的情况感到厌烦了,就迫使自己去想别的事。突然,我看到自己站在明亮、温暖而欢快的讲台上,面前坐着专注的观众。我在给他们讲授集中营心理学!那一刻,我从科学的角度客观地观察和描述着折磨我的一切。通过这个办法,我成功地超脱出当时的境遇和苦难,好像所有这些都成了过去。我和我的痛苦都成为自己心理学研究的有趣对象。斯宾诺莎在《伦理学》(*Ethics*)中谈道:"一旦我们对作为痛苦的激情有了清晰而明确的认识,就不再感到痛苦了。"

对自己的未来丧失信心的囚徒,注定要走向毁灭。由于他对未来失去了信念，他也就丧失了对精神的把握。他自甘堕落，成为行尸走肉。一般而言，这会很快发生，通常的表现是精神崩溃。凡经历过集中营生活的人对此都非常熟悉。我们都害怕这一刻，不是担心我们自己，而是担心我们的朋友。一般来说，精神崩溃的囚徒一开始是早上拒绝穿衣洗漱，或者拒绝出操。任何劝说、任何威胁对他都不起作用。他就那么赖在那里，一动不动。如果这种情况是疾病引起的，他会拒绝去病号区，也拒绝做任何有助于自己恢复的事。他就那样放弃了。他缩在自己的躯壳里，不再关心任何事情。

我有一次亲身体会到丧失对未来的信念跟这种危险的放弃之间的密切联系。我的号长F是一名小有名气的作曲家和作词家。有一天，他告诉我："我跟你说点事，医生。我做了个奇怪的梦，梦里有个声音说，我可以许个愿，问任何我想知道的事，我都会得到答案。你猜我问了什么？我问他战争对我来说什么时候结束？你明白我的意思，医生，对我来说。我就想知道什么时候能够得到解救。"

"你什么时候做的这个梦？"我问他。

"1945年2月。"他说。当时是1945年3月初。

"那个声音怎么回答你的？"

他诡秘地对我耳语："3月30日。"

当 F 告诉我这个梦时,他充满了希望,确信梦里那个声音所说的是正确的。但随着日子的临近,我们根据得到的消息判断,战争极不可能在那个日子结束。3 月 29 日,F 突然病了,发高烧。3 月 30 日,就是梦中的声音告诉他战争结束的那一天,他陷入了昏迷。第二天,他死了。从所有外表的症状看,他是死于伤寒。

凡是了解人的心理状态,了解人有勇气和希望或者缺乏勇气和希望与人自身的免疫力有紧密联系的人都理解,突然失去勇气和希望会导致人死亡。F 最终的死因是梦中的预言没有如期实现,他绝望了。这使他的身体抵抗力急剧减弱,导致潜伏的伤寒感染发作。他对未来的希望和活下去的意志都没有了,身体也就成为疾病的牺牲品——虽然他梦里的声音所说的最终都应验了。

对这个病例的观察与从中得出的结论,跟我们集中营主任医生所注意到的情况是一致的。集中营在 1944 年圣诞节至 1945 年圣诞节间的死亡率是最高的。他认为,原因不在于劳动强度增大,也不在于食物短缺或气候寒冷,甚至不是因为出现了新的流行病,而是由于多数囚徒都天真地以为能在圣诞节前回家。而随着时间的推移,这种可能性越来越小,囚徒们失去了勇气,变得沮丧起来。这严重削弱了他们身体的抵抗力,导致许多人死亡。

正如前面所说,要想恢复囚徒内在的力量,必须首先让他看到未来的某个目标。尼采说过:"知道为什么而活的人,便能生存。"这可以作为所有心理治疗师的座右铭。只要有可能,你就应该告诉病人为什么要活下去,一个目标就足以增强他们战胜疾病的内在力量。看不到生活有任何意义、任何目标,因此觉得活着无谓的人是可怜的,这样的人很快就会死掉。一般他们还会说:"我对生活不再抱任何指望了。"对此,我们又该如何回应呢?

我们真正需要的,是在生活态度上来个根本的转变。我们需要了解自身,而且需要说服那些绝望的人:我们期望生活给予什么并不重要,重要的是生活对我们有什么期望。我们不应该再问生活的意义是什么,而应该像那些每时每刻都被生活质问的人那样去思考自身。我们的回答不是说与想,而是采取正确的行动。生命最终意味着承担与接受所有的挑战,承担起自己应该完成的任务这一巨大责任。

这些任务(也就是生命的意义)在不同人身上、在不同时刻的同一个身上都是不同的,因此不可能对生命的意义作一般的定义。对生命意义的质疑,没有唯一的答案。"生命"的意义不是某种含糊的东西，而是非常实在和具体的。它构成人的命运，而每个人的命运都是独特的。你和你的命运无法跟其他任何人及其命运进行比较。生活永不重复，不同问题需要不同的应对方法。有时你会发现所处的情境需要你采取行动来确定自己的命运，有时你会觉得深思熟虑更为可取，有时你会发现顺其自然是正道。每种情况都有其特殊性，正确的应对方法也只有一个。

如果你发现经受磨难是命中注定的，那你就应当把经受磨难作为自己独特的任务。你必须承认，即使在经受磨难时，你也是独特的、孤独的一个人。没有人能够解除你的磨难，替代你经受痛苦。你独特的机会就依存于自己承受重负的方式之中。

作为囚徒，我们这样的想法绝非脱离实际的臆想，而是唯一能帮助我们解脱的想法。它使我们免于绝望，哪怕是在看似毫无希望之时。我们早就过了质问生命意义的阶段，已经不是天真地想通过积极地创造某种有价值的东西实现某个目标的年龄了。对我们来说，生命的意义包含着从生到死受苦受难这一更广阔的循环。

一旦我们明白了磨难的意义，我们就不再通过无视折磨或心存幻想、虚假乐观等方式去减少或平复在集中营遭受的苦难。经受苦难成了一项我们不能逃避的任务。我们意识到了苦难中暗藏着的成功机会，诗人称这种机会为"要经受多少磨难啊"。里尔克所说的"经受磨难"就跟其他人说的"完成工作"一样。我们有太多的苦难要经受，因此，必须直面所有的苦难，不能软弱，眼泪是无用的，但也不必忌讳流泪，因为眼泪见证了人们承受痛苦的巨大勇气。只有极少的人能意识到这一点。有时人们不好意思承认自己曾经痛哭过。我的一个狱友在被问及他是如何渡过难关时，就羞答答地说："我眼泪都哭干了。"

在集中营，如果可能进行心理治疗的话，其开端可能是个体性的，也可能是集体性的。个体的心理治疗措施常常是"救命程序"，这些措施一般与预防自杀有关。集中营有一条严格的规定——禁止抢救企图自杀的人，比如，严禁解救上吊自杀的人。因此，预防自杀就非常重要。

我记得两个想自杀的人的情况很相似。两个人都谈到了自杀的念头——都觉得生活没有指望了。在这两个案例中，要让他们认识到生活还指望着他们、未来还指望着他们是困难的。实际上我们也发现，其中一个人有个自己极为宠爱的孩子，在外国等着他；另一个人则是有一件事而不是一个人在等着他，他是个科学家，写了不少著作，还有很多著作需要完成。他的著作不可能由别人代写，就好比第一个人作为那个孩子的父亲无人能够替代一样。

这种独特性使每个人的情况千差万别，因此让每个人意识到生命的意义，也就使每个人有可能完成其创造性的作品，享受到人类之爱。一旦他意识到自己是不可替代的，那他就会充分意识到自己的责任。认识到自己对所爱的人或者未竟的事业的责任，他也就永远不会抛弃自己的生命。他知道自己存在是"为了什么"，也就知道"如何"继续活下去。

在集中营进行集体性心理治疗的机会自然是极为有限的。在此种情况下，身教胜于言传。拒绝跟监狱当局同流合污的号长以其正直和勇敢拥有成千上万次机会对其所管辖的囚徒发挥道德影响。行为的直接影响总是比言辞更有说服力。但有时如果心理接受能力受到某种外部影响的强化，言辞也是管用的。我记得一件事，当时，恰好由于某种外界情况恶化和监狱里所有囚徒的接受能力空前高涨，该时期成为开展集体性心理治疗的绝佳时机。

那是个糟糕的日子。出操时，我们被告知了一个新的通告：许多行为被认为是蓄意的破坏行为，所以从此以后对违反者要当场处以绞刑。这些行为包括从旧毯子上割下布条（垫膝盖）以及小偷小摸。几天前，一个饿得半死的囚徒闯入土豆房偷了几个土豆。事情被发觉了，一些囚徒认出了"窃贼"是谁。号长听说以后，命令大家交出那个人，不然全体囚徒就得饿一天。自然，2500个囚徒更愿意斋戒一天。

在斋戒的那天晚上，我们躺着，情绪低落。谁也不说话，听到什么都烦。更讨厌的是，灯也灭了。大家的心情糟糕到极点。但我们的号长是个聪明人，他当场就大家的心事进行了一番议论。他谈到了过去因疾病或自杀而死去的许多狱友。他也提到其死亡的真正原因就是放弃了希望。他觉得，今后应该防止出现类似的极端情况。在我看来，号长是有意提出这个忠告的。

天知道，我当时其实并没有心情对此事给出一个心理学的解释或者为此布道——为狱友提供一种灵魂治疗。我又冷又饿，暴躁而疲惫，但我必须利用这个难得的机会。在当时的情形之下，我站起来鼓励大家的需要比任何时候都迫切。

因此，我开始念叨最琐屑的好事。我说即便在第二次世界大战已进入第六个年头的欧洲，我们的情况也不像大家想象的那样糟。我说每个人都应该问自己一个问题：我们所遭受的难以挽回的损失是什么？我推测说，对绝大多数人而言，这样的损失很少；只要还活着，就有希望。健康、家庭、幸福、职业能力、财富、社会地位——所有这一切都有可能重新获得或者恢复原状。无论如何，我们的骨头架子都还没散掉。不管我们经受过多大的苦难，将来那都是一笔财富。我引用了尼采的话："那没能杀死我的，会让我更强壮。"

然后我谈到了未来。我说，客观地看，未来似乎确实是没有希望的。我也认同每个人都可以假定自己活下来的机会渺茫。我告诉大家，尽管集中营还没有流行伤寒，但我估计我自己活下来的希望也只是二十分之一。我接着对大家说，虽然如此，我也不想放弃希望。因为没有人知道未来将带给我们什么，更不用说下一个钟头会发生什么事情了。即便我们不敢设想以后几天会发生什么戏剧性的军事事件，有谁否认有时候转机会突然出现呢？比如，你可能会意外地被分配到一个条件较好的工作队去，而这就是囚徒所谓的"好运气"。

我不仅谈到了未来以及未来头上蒙着的面纱，还提到了过去，提到了过去所有的欢乐，它的光芒仍然照耀着现在的黑暗。我引用了某人的一句诗："你所经历的，世人夺不去。"不光我们的经历，还有我们的行动和所有的想法、所有的苦难都不会消失。尽管它们已经成为过去，但我们可以使它们留存在世上。"曾经是"也是一种"是"，甚至更为确定。

然后，我谈到赋予生命意义的许多机会。我告诉狱友们（他们都一动不动地躺着，有时也叹口气），在任何情况下，人的生命都不会没有意义，而且生命的无限意义就包含着苦难、被剥夺和死亡。我要求在黑暗中专心听讲的狱友们正视当前严峻的处境。他们一定不能丧失希望,而应当鼓起勇气,坚持斗争,始终保持尊严,坚守生命的意义。我说有人在看着我们在艰难环境中的表现,这个人可能是朋友、妻子或者活着和死去的他人,甚至是上帝。上帝希望我们骄傲地而不是悲惨地面对苦难,并且清醒地知道如何对待死亡。

最后我讲到了我们的牺牲,每一次牺牲都是有意义的。这种牺牲在正常世界,即追求物质成功的世界似乎没有意义,但实际上我们的牺牲有意义。我坦率地说,我们中间那些抱有宗教信仰的人能够理解这一点。我给大家讲了一个狱友的故事。他刚到集中营时试图跟天堂达成一个协议:以他所受的苦难拯救所爱的人免于痛苦。对这个人来说,苦难和死亡是有意义的,他的牺牲是最有意义的。他不想白白死去,我们也不愿意白白死去。

我说这些话的目的,是在那个监狱里,在那种实际上无望的处境里,为我们的生命找到丰富的意义。我看到我的努力成功了,电灯再次亮起时,我看见狱友们蹒跚着向我走来,眼含泪水,充满感激。但我现在得承认,我很少有这样的内在力量跟苦难的狱友们做这样的交流,因此我一定错过了不少应该能够这么做的好机会。

现在，让我们来谈谈囚徒心理反应的第三阶段：解救后囚徒的心理学。我们先思考一个问题：集中营看守们的心理构成都有些什么？人们经常向心理学家提出这个问题。尤其当他们对这些事情有过切身体会时，更是如此。同样也是血肉之躯的看守，怎么能够像许多囚徒所说的那样去对待他们的同类呢？如果你听到囚徒的介绍，相信这样的事情确实发生过，你不免要问：从心理学的角度看怎么会发生这样的事呢？要简略回答这个问题，首先得澄清几点：

第一，看守中间有一些是虐待狂，而且是纯粹临床意义上的虐待狂。

第二，如果急需一队严苛的看守，这些虐待狂总会被选中。在工地干活的时候，如果允许我们去小炉子（烧的是树叶和碎木头）前暖暖身子，哪怕只是几分钟，我们也非常高兴。但总有几个看守以剥夺我们这点快乐为乐。他们不光禁止我们站在炉子前，还将炉子打翻，将可爱的火倒在雪地上。每当这时，这些看守的表情清楚地显露出他们很快乐。如果党卫军讨厌某个囚徒，看守中间总有那么几个不光喜欢而且精于虐待之道的同伙去折腾那个倒霉的囚徒。

第三，由于长期目睹集中营残酷对待囚徒，多数看守的情感已经麻木了。这些在道德和心理上变得严酷的看守不会主动参与虐待,但也不会阻止其他人那么做。

第四,需要说明的是,看守里面也有一些可怜我们的人。我被解救时所在集中营的司令就是个很好的例子。等被解救以后我们才得知,那个司令曾经出了不少自己的钱从最近的市场给囚徒购买药品。提起这位党卫军司令,曾经发生过一件趣事,与那些犹太囚徒对他的态度有关。战争结束的时候,美国军队解救了我们这些囚徒,而三个匈牙利籍犹太囚徒将那位司令藏在了巴伐利亚的丛林中,然后他们找到美军的指挥官(他正组织抓捕这位司令),说他们可以帮他找到司令,但有条件:美军指挥官必须保证绝不允许任何人伤害司令。过了一会儿,美军指挥官答应了这三个犹太人,抓到党卫军司令后保证不许任何人伤害他。美军指挥官信守了诺言,那个党卫军司令实际上被官复原职,负责监督从附近村子里收集衣物并发放给我们,因为我们当时仍然穿着从奥斯威辛那些没我们幸运、被送到毒气室杀害的囚徒身上扒下来的衣服。这件事只有本身也是囚徒的狱医知道。但也是囚徒的囚头却比哪个党卫军都狠,他们一有机会就殴打其他囚徒,而据我所知,那个集中营司令从没对我们动过一根手指头。

显然,一个人是集中营司令还是囚徒,不能说明任何问题。在任何团体里,都能发现人的仁慈,哪怕这个团体整体上应该受到谴责。团体的界限会有交叉,我们不能简单地下结论说哪些人是天使、哪些人是魔鬼。当然,在集中营环境的影响下,如果某个看守或者囚头仍能仁慈地对待囚徒,那是他了不起的造化。另外,如果某个囚徒残酷地对待自己的狱友,那他心理的龌龊也达到了让人难以启齿的地步。囚徒们对这类缺乏人性的囚头尤其痛恨,而对看守表现出来的极小的仁慈却至为感激。我记得有一天,一个看守悄悄给了我一片面包,那一定是他从早饭中省下来的。当时我感动得热泪盈眶,不只是因为一块面包,他所给我的还有一份人性,跟面包相伴的是他温暖的话语和仁慈的表情。

综上所述,大家可以看出,世界上有(且只有)两类人——高尚的和龌龊的。任何地方都有这两类人,人类社会的所有团体中也都有这两类人。没有哪个团体纯粹由高尚的人或者龌龊的人组成。从这个意义上说,不存在成员纯粹的团体。因此,即使在集中营看守当中,你偶尔也能发现一个高尚的人。

集中营生活撕开了人的灵魂,暴露出人性的深处。在人性的深处,如果你发现人类在本性上就善恶交织,你还会觉得奇怪吗?所有人的心里都有一道划分善恶的分水岭,它一直延伸到人性深处。通过集中营所展现出的人性深渊的最底部,你也能清楚地看到这些。现在是集中营心理学的最后一部分——被释放的囚徒的心理学。在描述被解救以后的感受时，我们得从经过几天紧张等待后发现集中营门口挂着白旗的那个早上说起。内心紧张不安之后是彻底地放松，但要说我们高兴得发了狂就错了。那么，当时到底发生了什么？

当时，囚徒们拖着疲惫的身体，走向集中营大门。我们胆怯地看看周围，看看彼此，疑惑不解。然后，我们壮着胆子走出了集中营。这一次没人命令我们回去了，也不需要猫腰缩背躲避击打。哦不！看守还给我们发了香烟！一开始我们几乎不敢认他们，他们这么快就换上了文明的外衣。我们沿着通向集中营外面的路慢慢地走着。很快我们的腿就开始疼起来，像要散架似的，但我们还是蹒跚着继续走，我们想用自由人的眼睛第一次看看集中营的周围。"自由"——我们不停地自言自语，这些年来，我们念叨这个词无数遍了，梦里都想着"自由"，以至于都搞不清楚它的含义了。我们并没有意识到自己已经"自由"了，我们不明白"自由"现在就属于我们。

我们到了长满野花的沼泽，看到并且意识到它们就长在那里，但一点感觉也没有。当我们看到一只尾巴上长着五颜六色羽毛的山鸡时，有了一丝欢快的感觉。但这种欢快的感觉一闪而过，因为我们感觉自己还不属于这个自由的世界。

晚上，我们又聚在一起，有人悄悄对另一个人说："告诉我，今天你高兴吗？"

另一个人回答："说实话，不！"他不知道的是，大家都是这个感觉。我们已经丧失了感受快乐的能力，要慢慢地重新培养这种能力。

从心理学的角度讲，得到解救的囚徒最初的感觉叫"人格解体"。一切都显得不真实、不可能，像是在梦中一样。我们不能相信这是真的。过去的几年里，我们被梦欺骗了多少回呀！我们梦到被解救的一天到来了，我们获得了自由，回到家，受到朋友们的欢迎，被妻子拥抱，坐在桌子旁给大家讲述自己的经历，甚至告诉他们自己在梦里是如何得到解救的，然后是那一声尖利的起床哨音在耳边响起，我们自由的美梦也就结束了。而现在，梦想变成了现实，但我们真能相信吗？

与精神相比，身体所受的束缚要少一些。从被解救后的最初时刻起，身体就充分利用了刚刚获得的自由。我们开始不停地吃，甚至半夜也要起来吃东西。人的胃口可真大呀。如果一个囚徒被附近某个友好的村民邀去做客，他会吃很多，然后喝咖啡，接着口无遮拦地讲话。多少年的心理压力一旦消失，听他说话，你会觉得他是不得不说，因为他抑制不住说话的欲望。

我认识一些人，他们只经受过短暂的心理压力（比如被盖世太保纠问过一次），也会有类似症状。许多天后的某一天，他们不仅舌头松动了，内心的某种东西也松动了，感情才会突然挣脱一直束缚着它的枷锁。

被解救后不久的一天，我在田野里散步，穿过繁花盛开的沼泽，一直走到邻近集中营的市场。云雀在天上飞过，我能听到它们在快乐地歌唱。方圆数里内，空无一人，只有空旷的田野、寂静的天空和歌唱的云雀，一片自由的空间。我停住脚步，观察四周和天空，然后跪在地上。那一刻我几乎忘了自己，忘了整个世界的存在，脑子里来来回回只有一句话："我从心底呼唤着上帝，他在自由的空间回答了我。"

我不记得这样跪了多久，念叨了这句话多少回。但我知道，就在那一天、那一刻，我的新生活开始了。我一步一步地恢复，直到再次成为人。

消除在集中营最后几天那急剧的心理紧张的过程（就是从神经紧张到心理平静）不是一帆风顺的。如果说得到解救的囚徒不再需要精神抚慰了，那是错误的。我们要认识到，一个人长期处于高度紧张的状态，一旦得到解救，反倒面临着某种危险，尤其是在巨大的心理压力突然消失的情况下。这种危险（在心理的意义上）就是心理的减压病。正如潜水员突然离开潜水舱会损害他的身体健康一样，囚徒突然从高度紧张的集中营得到解救，也可能遭受道德和精神方面的损伤。

在这一心理阶段，资质比较愚钝的人不太容易摆脱集中营生活中司空见惯的残忍行为的影响。获得自由以后，他们觉得自己可以随意而轻率地运用自己的自由了。对他们来说，唯一改变的是现在他们由被压迫者成了压迫者。他们是暴力和不公的施予者，而不是接受者。他们痛苦的经历成了为所欲为的借口，这种情况在小事中就能很清楚地看出来。有一回，我跟一个朋友穿过农田朝集中营的方向走，突然到了一块长着绿油油的庄稼的田地。我本能地想绕道走，但他拽着我的胳膊，径直从田地里穿了过去。我嘀咕了几句，大意是说不该践踏庄稼。他生气了，恼怒地瞪了我一眼，吼道："你不要说啦！他们夺走了我们多少东西？我老婆和孩子都被毒死了，更别说其他了，你却不许我踩几根庄稼！"

这一类人要慢慢地引导，才能认同常识性的真理，即谁都没有权利为非作歹，哪怕别人曾经这样对待你。我们必须努力让他们回归正道，否则所造成的损失远远大于几根庄稼。我仍然记得，有个囚徒卷起衣袖，把右手伸到我鼻子下面，吼道：

"我一旦能够回家,这只胳膊要是不沾上血迹,我就把它锯掉!"我想强调一句,说这话的人并不坏,在集中营和后来的日子里,他都是我最好的朋友。

除了由于集中营生活的压力突然消失带来的道德扭曲外,还有两大因素可能损害被解救囚徒的人格:回到原来正常生活后的心酸和理想情景的幻灭。

心酸是因为他们在家乡碰到了许多不如意的事。回家后,当他们发现人们在许多场合遇到他们时仅仅是耸耸肩膀或说上几句怪话时,他们就会觉得难过,会问自己凭什么他们要经受这一切。当他们到哪里都听到类似"我们不知道还有这事""我们的日子也不好过"的话时,他们就会问自己:那些人难道就不能说点别的?

幻灭的体验也是不同的。那不是因为囚徒周围人的言谈,而是因为命运本身的残酷。一个男人,好几年都在想自己的苦难已经达到了极限,却发现苦难还没有完,他还得经受更多、更深重的苦难。

我们在说到给予集中营囚徒精神力量的时候,曾经讲过应该给他们一个未来生活中值得期待的目标。要提醒他们,生活在等着他们,亲人在等着他们回家。但被解救以后呢?一些囚徒发现没有人在等他们。他们发现那些记忆中给予他们力量的人已经死去！他发现，梦想成真时，一切并非如他们所愿！当他们踏上电车，奔赴多年来魂牵梦绕的家乡，正如多少次梦见的那样，他们摁响了故居的门铃，却发现那个该开门的人没有出现，而且永远不会出现！

在集中营里，我们说世间任何幸福都不能补偿我们遭受的苦难。我们不是在祈求幸福，它不是给予我们勇气并为我们的痛苦、牺牲以及死亡赋予意义的东西，但我们对不幸仍然毫无准备。为数不少的囚徒有过这样的幻灭感，这也是他们自己最难以渡过的难关，更是心理学家最难以帮助他们渡过的难关。但心理学家不应为此气馁；相反，他们应该更积极地迎接这一挑战。

不过，对于每个真正得到解救的囚徒来说，当他回首集中营的经历时却不再能理解自己是如何活下来的。当所有的事物成为美丽的梦境，真正的解脱到来了。因此，当他觉得集中营的全部经历仅仅是一场噩梦而已时，他最后的解脱也就到来了。

对于回家的囚徒来说，最重要的体验是在他经受了那么多苦难之后，除了上帝，他不再畏惧任何东西，那种体验有着无与伦比的美妙感觉。

第二部分

意义疗法概略

读过我简短的自传故事的读者们通常会要求我更全面、更直接地解释我的治疗原理。因此,在《活出生命的意义》的第一版中,我增加了关于意义疗法的简介。但看来还是不够,很多人要求我做更为详细的介绍。因此,在这一版我改写了简介,增加了不少内容。

可是这个任务并不容易。要用简短的篇幅向读者介绍需要20卷德语著作才能完成的内容,几乎是不可能完成的任务。这使我想起了一位美国医生。

有一天,他来到我在维也纳的办公室,问道:"医生,你是心理分析家吗?"我当即回答:"不完全是,与其说我是心理分析家,倒不如说我是心理治疗师。"

他接着问:"那你属于哪个学派?"我说:"我自成一派,称作'意义疗法'。"

"你能否用一句话告诉我意义疗法的含义?"他问,"至少告诉我心理分析跟意义疗法的区别？"

"好的，"我说，"但首先你能否用一句话告诉我心理分析的本质是什么？"

他回答道："在心理分析的过程中，患者必须躺在长椅上，告诉你那些有时令人很不舒服的事情。"

我马上即兴回答道："现在，在意义疗法中，患者可以笔直地坐着，但是必须要倾听那些有时让人很不舒服的话。"

当然，这是玩笑话，并非对意义疗法的简要概括。不过，话虽如此，但这也有一定的道理，即与心理分析相比，意义疗法少了一些回顾和内省。与心理分析相比，意义疗法更着眼于未来；也就是说，着眼于患者在未来实现自我价值的意义（事实上，意义疗法是一种以意义为中心的心理疗法）。使用意义疗法时，患者实际上是在直面并重新定义自己的人生意义。同时，心理治疗师要让患者意识到这一意义可以极大地提升患者自己克服神经官能症的能力。

让我解释一下为什么我要采用"意义疗法"（Logotherapy）这个词作为我的理论的名称。Logos是一个希腊词，它的含义是"意义"。意义疗法，着眼于人类存在的意义以及对这种意义的寻求。根据意义疗法，努力发现生命的意义正是一个人首要的动力。

🍃 追求意义的意志

人类对生命意义的追求是人生中首要的动机,而不是什么对本能驱动力的"次要合理化"。这种生命的意义是独特而具体的,因为它必须并且只能由某个人自己来完成。也只有这样,一个人才能满足自己追求意义的独特愿望。

几年前,法国人曾做过一项民意测验。结果显示,89%的受访者承认人需要"某种东西"才能活下去。另有61%的人承认在自己的生活中,的确有某种东西或者某个人是自己愿意为之献出生命的。在我维也纳的医院里,我在病人和医护人员中间做了这一测验,结果与法国针对几千人的测验结果实际上是差不多的,两者的差距仅有2%。

来自约翰·霍普金斯大学的社会学家们,曾经对48所大学的7948名大学生做过一项统计调查。这项调查的初步报告是美国精神健康研究院资助的一项为期两年的研究项目的一部分。

在被问及什么是被调查者目前最主要的事情时，16% 的学生回答是"赚很多钱"，78% 的学生回答说他们的首要目标是"找到自己生活的目的和意义"。

紧张的重要性

对生命意义的探寻可能会引起个体内在的紧张而不是内在的平衡。但是，这种紧张恰恰是心理健康必不可少的前提。我敢说，世界上没有什么东西比知道生命的意义更能有效地帮助人们生存下去，即使在最恶劣的条件下。哲学家尼采的这句话充满了智慧："知道为何而活的人，几乎可以承受一切。"在这句话中，我看到一个适用于任何心理治疗的座右铭。在纳粹集中营中，人们已经见证了这一点，那些知道人生中有一项使命在等待他们完成的人最有可能活下来。其他作者关于集中营的书籍，以及对日本、朝鲜和越南战俘营的精神病学调查也得出了相同的结论。

至于我自己，当我被带到奥斯威辛集中营时，我的一份打算要出版的手稿①被没收了。当然，正是我要重写这本手稿的强烈愿望帮助我经受住了在集中营的严峻考验。比如，在巴伐利亚的一个集中营里，我患上了斑疹伤寒。但那时的我在碎纸片上草草记下了许多笔记，打算等我活到被解救后重写自己的手稿。我确信，正是我对重写手稿的坚持，帮助我在巴伐利亚集中营的黑暗牢房中克服了心血管衰竭的危险。

由此可以看出，精神健康有赖于某种程度的紧张：个人已经完成的目标与仍然需要完成的目标之间的紧张，或者个人是什么与应该成为什么之间的紧张。这种紧张是人类固有的，因此对于精神健康是必不可少的。所以，在用"实现人生潜在的意义"去鼓舞患者时，我们不应该有任何犹豫。也只有这样，我们才能激发一个人内心潜在的追寻生命意义的意志。

我认为，那种假设人们首先需要的是一种平衡，或者在生物学中被称为"内在稳定"也即毫无紧张的状态，是对心理健康的一种危险的误解。人真正需要的并不是一个没有紧张的状态；相反，人需要为一个有价值的目标、一个自由选择的任务而拼搏和奋斗。人需要的不是不惜一切代价消除紧张状态，而是

---

① 这是我的第一本书的初稿，该书的英文译本由纽约的阿尔弗雷德·A.诺夫斯（Alfred A. Knopf）公司于1955年出版，书名是《医生与灵魂：意义疗法简介》(*The Doctor and the Soul: An Introduction to Logotherapy*)。

拷问自己是否能实现人生潜在的意义。人需要的不是内在稳定，而是一种存在动力，即我称之为"精神动力"的东西。它基于个人与其要实现的意义之间的一种良好的紧张关系。

在展示了意义取向的良好效果之后，我要谈谈消极情感所带来的破坏性影响。如今，许多患者经常抱怨说，他们的人生毫无价值和意义。他们缺乏对意义的认知，被内在的空虚所困扰，陷入了一种我称之为"存在的虚无"的状态。

存在的虚无

存在的虚无是20世纪普遍存在的现象。这是可以理解的,它可能是由于人类在成为真正的人的过程中经受了双重丧失的缘故。在人类历史之初,人丧失了某些动物本能。而动物的行为正是植根于本能并因此让动物获得安全感的。这种类似身处天堂般的安全感,对于人类来说已经永远失去,人类(在进化时)不得不做出选择。然而除此之外,在最近的进化过程中,人类还遭受着另一种丧失,那就是支撑其行为根基的传统也在迅速地消减。丧失了告诉自己必须做什么的本能,丧失了告诉自己应该做什么的传统,人有时甚至连自己想做什么都不知道。因此,人要么去做别人所做的事(从众),要么做别人希望自己做的事(极权主义)。

最近的一项统计调查显示,在我的欧洲学生中,25%的人多多少少都有存在的虚无症状。在我的美国学生中,这个比例不是25%，而是60%。

存在的虚无的主要表现是无聊。现在我们能够理解哲学家叔本华的话了：人注定要永远徘徊在痛苦和无聊这两极之间。事实上，对精神病学家来说，无聊所带来的问题要比痛苦导致的问题多得多；而且这些问题日益严重，因为不断进步的自动化技术导致普通工人的闲暇时间越来越多。然而遗憾的是，许多工人并不知道该如何利用如此多的闲暇时间。

举例来说，让我们来看看"星期日神经症"这种病症。很多人在忙碌了一周后，突然觉得无事可干，导致内心的空虚感凸显出来。不少自杀事件的原因都可以追溯到这种存在的虚无。类似抑郁、暴躁和成瘾这样的普遍现象，如果我们认识不到其潜在的存在的虚无，往往会显得难以理解。养老金领取者和年长者容易出现这样的危机，也是因为同样的道理。

接下来，让我们考虑一下，如果有患者问他的生命意义是什么时，我们可以做些什么。

生命的意义

我觉得没有哪个医生能够概括地回答这个问题。因为生命的意义因人而异、因时而异，不同的人、不同时间的同一个人都有不同的生命意义。所以重要的不是普遍性的生命意义，而是在特定时刻某个人特殊的生命意义。这个问题就好比问一个象棋冠军："请告诉我，大师，世界上最佳的下棋招数是什么？"离开特定的棋局和特定的对手，根本就不存在什么最佳的招数，甚至连比较好的招数也不存在，人的存在也是这样。

一个人不应该追寻抽象的生命意义。每个人的人生中都有自己特殊的使命和任务需要他去实现。因而，每个人都是无法替代的，并且生命也不可能重来一次。这样一来，每个人的生命任务就是特定的，如同他完成这些任务的机会也是特定的。

由于生命中的每一种情况对人来说都是一种挑战，都会提出需要他去解决的问题，所以生命意义的问题实际上被颠倒了。

归根结底，人不应该问他的生命意义是什么，而必须认识到是生命向他提出了问题。简单地说，生命对每个人都提出了问题，我们只能通过对自己生命的解释来回答生命的提问；只能通过担当起自己的责任来对待自己的人生。因此，意义疗法认为，担负责任乃是人类存在的本质。

存在的本质

意义疗法试图使患者完全认识到自己的责任,因此必须由他自己决定为什么负责、对什么负责以及对谁负责。这也是在所有心理治疗师当中,意义治疗师是最不愿意对患者进行价值评判的原因,因为他绝对不允许患者将评判的责任转移给医生。

因此,在对人生任务的解释上,是否对社会或自己的良心负责,要由患者自己决定。不过,有一些人在解释自己的人生时,不仅仅根据自己被赋予的任务解释,而且也根据把这个任务分配给他的人解释。意义疗法既非说教亦非布道,既不是道德劝诫也不是逻辑推理。可以形象地说,意义治疗师扮演的角色更像是眼科专家而不是画家。画家试图向我们传达他自己看到的世界,而眼科医生试图让我们自己去观察世界。意义治疗师的作用是拓宽患者的视野,使患者清楚地意识到其生命潜在的全部意义。

我们说人要担负起责任,要实现人生的潜在意义,实际是想强调生命的真正意义要在世界当中而不是在内心中去发现，因为它并不是一个封闭的系统。我将这种本质的特点表述为"人类存在之自我超越"。它表明了一个事实：人之所以为人，是因为他总是指向某种事物或某个人，而不是他自己——不论是作为有待实现的意义还是需要面对的另一个人。一个人越是忘记自己而投身于某种事业或爱另一个人，他就越有人性，越能实现自己的价值。所谓自我实现，根本不是指某种可以实现的目标。原因很简单，人越是过分地追求某个目标，就越是容易失去它；换句话说，自我实现很可能只是自我超越的一个副产品。

至此，我们已经说明生命的意义总是在变化，但永远不会消失。按照意义疗法，我们可以用三种不同的方式来发现生命的意义：

（1）创造某个作品或采取某种行动；

（2）体验某种事情或邂逅某个人；

（3）在经受不可避免的苦难时采取某种态度。

第一种方式显而易见，就是获得成就或取得成功。第二种和第三种需要进一步解释。

发现生命意义的第二种方式是体验某种事情（如真善美），体验自然和文化，或者体验另一个人的独特性（也就是去爱某个人）。

爱的含义

爱是理解另一个人人格内核的唯一途径。只有在深爱另一个人时，你才能完全了解他的本质。通过爱，你能看到他的品性和特质，甚至看到他潜在的东西，即他应当实现而尚未实现的东西。更进一步说，爱能使你所爱的人实现他的这些潜能。通过使他认识到自己可以和应当成为什么样的人，他就会实现自己的潜能。

在意义疗法中，爱不是性欲和本能的附带现象[①]，即它不是后两者的升华。爱与性一样，都是一种主要现象。通常，性是爱的一种表达方式。只有作为爱的载体，性才是正当的，甚至是圣洁的。这样一来，爱就不能仅仅被理解为性的副产品；相反，性是被称作爱的最终结合体验的一种表达方式。

找到生命意义的第三种方法是经受苦难。

---

① 一种作为主要现象的结果而发生的现象。

苦难的意义

我们一定不能忘记,即使身处毫无希望的境地,即使面对无可改变的命运,我们也能找到生命的意义。那时,最重要的是,我们能够见证人类将独特的潜能发挥到极致,即能够将个人的悲剧转化为胜利,将个人的困境转化为人类之成就。当我们无法改变客观现实时,比如患了难以治愈的癌症,我们就面临着自我转变的挑战。

我举个明确的例子:一名年迈的全科医生因为严重抑郁向我寻求咨询。他的妻子两年前去世了,但他始终无法接受,因为他爱她胜过世上的一切。

现在,我怎么才能帮助他呢?我该告诉他些什么?好吧,我克制住自己,什么也没告诉他,而是对他提出了这样一个问题:

"医生,如果你先你太太而去,而她在你死后还活着,那会怎么样?"

"啊,"他说,"那她可就遭罪了,她怎么受得了啊!"

我于是对他说:"你看,医生,她免除了这样的痛苦,你替代了她经受痛苦——当然,代价是你现在还活着,并且因哀悼她而深陷痛苦。"

他没再说话,跟我握了握手,平静地离开了我的办公室。在某种程度上,一旦找到了意义(比如牺牲的意义),痛苦就不再是痛苦了。

当然,这不是严格意义上的治疗。因为,首先,他的抑郁还不能称为病症;其次,我不能改变他的命运,我不能让他的妻子起死回生。但在那一时刻,我的确成功地改变了他对待不可改变之命运的态度,从此以后,他至少看到了自己痛苦的意义。而这就是意义疗法的基本原则之一:人主要关注的,并不是获得快乐或避免痛苦,而是看到其生命的意义。这也是人们为什么在一定条件下,甚至准备着去承受痛苦。确切地说,他的痛苦有了意义。

但是,我要明确指出的是:寻找意义绝不意味着一定要遭受痛苦。我坚持认为,即使在遭受痛苦时,人们也有可能找到意义(当然,这个痛苦得是不可避免的)。如果痛苦是可以避免的,那么有意义的事就是去消除痛苦的根源,不管它是心理方面的、生理方面的还是政治方面的原因。遭受不必要的痛苦不是英雄行为，而是自虐。

在某些情况下，一个人可能被排除了工作或者享受生命的机会，但痛苦的不可避免性是永远不会被排除的。一旦勇敢接受了痛苦的挑战，生命在那一刻就有了意义，并将会保持到最后一刻；换句话说，生命的意义是无条件的，因为它甚至包括了不可避免的痛苦的潜在意义。

让我回忆一段可能是我在集中营里最深切的体验。有精确的统计数字可以证明，在集中营里生存下来的概率，不超过二十八分之一，而我第一本书的手稿（在到达奥斯威辛集中营后我就把它藏在大衣里）能够抢救回来的可能性就更加渺茫了。因此，我不得不承受并努力超越失去精神成果的痛苦。现在看来，集中营的幸存者中似乎没有人比我活得更长，也没有人创造比我还要多的精神成果。由此，我发现自己面临这样一个问题：在那种境遇中，我的生命是否完全没有意义？

我还没有注意到，实际上我一直苦苦寻求的答案已然存于我心，并且很快我就得到了它。当时我不得不交出自己的衣服，换上了一个已经被送往奥斯威辛毒气室的囚犯留下的破烂衣衫。替代我那份手稿的是，在那件破衣服的口袋里，我发现的一页从希伯来祈祷书中撕下来的经文，上面有最重要的犹太祷文《希玛·伊斯雷尔》。我觉得，它并不是简单地写在纸上的。如果不是为了让我的思想更加鲜活，我又该如何解释这种"巧合"呢？

过了一些日子，我觉得自己很快就会死去。在生死关头，我与绝大多数狱友关注的问题并不一样。他们的问题是："我们能从集中营活着出去吗？如果不能，所有这些苦难都毫无意义。"而让我感到困惑的问题是："所有这些苦难、围绕着我们的死亡有没有意义？如果没有，那么存活下去也就没有意义；如果一个人的生命取决于这样的一种偶然事件，不论你是否能够逃脱，那也根本不值得活下去。"

意义治疗心理剧

我想举下面的例子,因为这位患者给我提出了一个这样的问题:"我的生命有什么意义?"有一次,一位母亲11岁的小儿子不幸夭折,她试图自杀未果,于是来到我所在的医院诊室。克尔特·科克尔克(Kurt Kocourek)大夫邀请她参加一个治疗小组,当他正在进行心理剧治疗时,我正好走了进去。她在讲述自己的故事。小儿子死了以后,就剩下她和残疾的大儿子相依为命。可怜的大儿子因为患过小儿麻痹症而离不开轮椅。这位母亲试图反抗自己不幸的命运,但是当她企图带着残疾儿子一起自杀时,儿子却制止了她:他还想活着!对他来说,生命仍然是有意义的。那为什么母亲不这样看呢?要怎样做,她的生命才会有意义呢?而我们又怎样才能帮助她认识到这一点呢?

于是我临时加入了讨论。我问小组里另外一名女士多大年纪,她回答说30岁。我说:"不,你不是30岁,而是80岁,正躺在临终的床上。你正在回首往事：没有子女，但不缺钱财，而且有很高的社会地位。"然后，我请她想象在这样的情况下她的感受："你会怎么想？你会对自己说什么？"让我引述她的录音原话："啊，我嫁给了一个百万富翁，过着轻松而富足的日子，我没有白活！我跟男人们调情；我拿他们取乐！但我现在80岁了，没有孩子。回头想想，我想不出自己都做过什么有意义的事情。我得说自己的人生是失败的。"

然后，我请那位残疾孩子的母亲也同样想象着回顾一下她的人生。让我们听听她在录音里是怎么说的："我想要几个孩子，这个愿望我是满足了；一个孩子死了，另一个残疾了，要是我不照顾残疾的这个，他就得被送到福利院。尽管他残疾了，生活无望，可他毕竟是我的孩子。而我也尽我所能地让他的人生更加充实。"在这个时候，她哭了起来，继续说道："至于我自己，我可以平静地回顾自己的生活；我做了自己所能做的一切——我为孩子付出了一切。我的人生没有失败！"通过想象躺在临终床上回顾自己的一生，她突然看到了生命的意义，尽管其中包含了她的全部痛苦。通过这个办法可以让她看到，哪怕是短暂的生命，比如她那死去孩子的生命，也可以充满快乐和爱，比起活了80岁的生命来说也毫不逊色。

过了一会儿，我向小组提出了另一个问题：为了开发小儿麻痹症疫苗，一只猴子被一次次地扎针，它是否能够把握其痛苦的意义呢？小组成员一致认为它不能，以猴子有限的智力，它不可能进入人类的世界；也就是说，只有人才能够理解痛苦的意义。然后我将问题进一步深化："那么人类就能把握痛苦的意义吗？你们肯定人类世界就是宇宙进化的终点站？人类世界之外难道就没有另外一个世界，在那里可以找到人类痛苦的超级意义的答案？"

超级意义

我认为,这种超级意义必定超出了人类有限智力的范围。而我们所说的意义疗法,也就是在这一超级意义的背景下进行的。人需要做的,不是像某些存在主义哲学家所教导的那样去忍受生命的无意义,而是忍受自己不能以合理的方式去把握生命的绝对意义。实际上,意义要比逻辑深刻得多。

一个精神病专家一旦忽略了超级意义的概念,迟早会被病人的问题难倒。我女儿6岁时就曾问过我:"为什么我们要说'慈爱的主'?"当时我答道:"几周前,你得了麻疹,就是慈爱的主让你痊愈的。"但是小姑娘显然很不满意,她反驳说:"好吧,可是爸爸,你不要忘了,也是他先让我患上麻疹的啊。"

不过,如果某位患者具有坚定的宗教信仰,那么就完全可以运用他的宗教信念以及他的精神资源来进行治疗。要做到这一点,精神病专家就得设身处地地站在患者的角度看问题。我有一次就是这样做的。

那天，一位来自东欧的拉比找到我，向我讲述了他的故事。拉比的第一任妻子及其六个孩子都在奥斯威辛集中营被送进了毒气室，而他现在的妻子又不能生育。我觉得生育不是生命唯一的意义，因为要是那样的话，生命本身就没有意义了。本身没有意义的事情，仅仅通过使其延续下去，并不能赋予其任何意义。但拉比是个正统的犹太人，犹太人都认为，死后假如没有亲生儿子为自己念诵祷文①，是人一生中最大的不幸，所以他对自己的状况有些绝望。

但我并不打算放弃。我做了最后一次努力去帮助他。我问他是否想在天堂看到自己的孩子们。没想到这个问题让他放声大哭，而他绝望的真实原因也浮出了水面：他解释说孩子们都是作为纯洁的殉道②者而死的，因而在天堂里值得享有最崇高的地位；但是作为一个年迈并且有罪的人，他不敢奢望能够拥有跟孩子们相似的地位。

我并没有放弃，而是反问他："拉比，通过这么多年遭受苦难的经历，也许你已经得到净化，尽管可能不像孩子们那样纯洁，但仍然能在天堂里加入他们，这难道不正是你活着的意义

---

① 为死者所做的祷文。
② L'kiddush hashem，指成就上帝圣名。

吗?《诗篇》(《圣经·旧约》)中不是说过,上帝保存着你所有的眼泪吗[①]?因此,可能你所有的痛苦都没有白费啊。"通过我为他打开的新视野,他终于在多年里第一次找到了解脱的方法。

[①] "我多少次颠沛流离,你都数算;把我的眼泪放进你的瓶子里吧!这不都记在你的书里吗?"(《诗篇》56,8.)

生命的短暂

那些看似使生命丧失意义的事情，不仅包括痛苦，还包括死亡。我总是不厌其烦地说，生命中真正短暂的是潜在的可能性，一旦这种可能性得到了实现，那么在那一刻它就成为现实；它被保存下来，成为历史，在那里它得到了拯救，免除了短暂性。因为，对于过往，没有什么事情是不可挽回的失去，所有的事情都无一例外地得以保存。

因此，我们存在的短暂性绝不会使存在变得没有意义，但它的确构成了我们的责任，因为一切都取决于我们是否意识到这注定短暂的潜在可能性。人们总是在多种现实的可能性中做出选择，哪些可以不予理会，哪些应当努力实现，哪个选择一旦成为现实就变成了"时光流沙中的印记"。无论在什么时候，无论好坏，人都必须决定哪些可能性将成为自己存在的纪念碑。

可以肯定的是，通常情况下，对于短暂性本身，人们只考虑它的易逝，而不去想它之前有过的丰富果实，不去想自己曾经做过的许多事情以及自己经历过的快乐和痛苦。但是所有的一切都不会被抹去，也不会被忘却。我应该说，"曾经存在"是最为确定的一种存在。

因为牢记人类存在本质上的短暂性，所以意义疗法并不是消极悲观的，而是积极向上的。为了形象地表达这一点，我们可以说：悲观主义者好比这样一个人，他忧心忡忡地看着墙上的挂历因每天都被撕掉一张而日益变薄；相反，积极应对问题者好比这样一个人，每撕掉一张日历，他就把它整齐地摞在一起，并在背面记几行日记。他可以自豪而快乐地回忆日记中记下的过往，那是他曾经尽力过得充实的全部生活。即便他意识到自己日渐衰老，那又有什么关系呢？

他没有必要嫉妒年轻人，更没有必要为失去的青春懊悔。他为什么要嫉妒年轻人呢？嫉妒年轻人所拥有的潜在可能性和远大前程吗？"不，谢谢，"他会这么想，"相比潜在的可能性，我曾经拥有过很多现实，我做过了，爱过了，也勇敢地承受过痛苦。痛苦尽管不会引起别人的嫉妒，但却是我甚至最引以为傲的事。"

自由与责任

我认为有一种对人的看法是很危险的,这种看法无视个人对任何情况表明立场的能力。人不是完全被制约和决定的,而是能决定自己是否屈服于环境或是勇敢面对环境的;换句话说,人最终决定着自己的命运。人不是简单地存在,而是经常决定自己怎样存在,以及在下一刻自己将成为什么样的人。

同样,每个人都有随时改变决定的自由。一个人的人格本质上是不可预测的。任何预测都将建立在生物学、心理学或社会学等条件之上。然而,人类存在的主要特征之一就是有能力超越这些条件。如果可能的话,人有能力使世界变得更好;如果有必要的话,也能够把自己变得更好。

我以J博士的情况为例。他是我一生中遇到的唯一一个我敢称之为撒旦魔鬼式的人物。不过在当时,人们通常称他为"斯坦霍夫的大屠杀者"(斯坦霍夫是维也纳的一家大型精神病院)。

当纳粹开始他们的安乐死计划时，J博士大权在握，对分配给他的工作非常狂热，竭尽所能地不让一个精神病患者逃离毒气室。战争结束后，当我回到维也纳时，我打听他的情况。别人告诉我："他被俄国人囚禁在斯坦霍夫的一间隔离牢房中。但是，第二天，牢房的门打开了，J博士不知所终。"后来我确信，和其他人一样，他在同伙的帮助下逃亡南美了。

然而不久前，一位前奥地利外交官来找我咨询。在铁幕时期，他曾被关押很多年，先是在西伯利亚，后来在莫斯科著名的卢比安卡监狱。当我给他进行神经检查时，他突然问我是否认识J博士。在得到我的肯定回答后，他继续说道："我在卢比安卡认识了他。他大概40岁的时候因为膀胱癌死在那里。然而，在他去世之前，他表现得就像一个圣徒一样！他给予每一个人安慰，他的道德水准达到了你可以想象的最高程度。他是我长期牢狱生涯里遇到的最好朋友！"这就是"斯坦霍夫的大屠杀者"J博士的故事。所以，我们怎么敢预测人的行为？我们可以预测机器的运动；我们甚至可以尝试预测人类的心理机制或"心智动力"。可是人不仅仅是心智。

但是，自由不能决定一切。自由只是故事和真相的一部分。对于整体而言，自由只不过是消极的方面，而积极的方面是担负责任。实际上，除非有责任感，否则自由就有沦为纯粹专断的危险。这就是我建议在纽约东海岸的自由女神像对面的西海岸加上责任女神像的缘由。

第二部分　意义疗法概略

精神病学的信条

任何事物都不能使人完全丧失自由。因此,无论是神经官能症患者还是精神病患者,都拥有一定的自由,不管这自由是多么有限。实际上,精神疾病不能触及患者人格的内在核心。不可治愈的精神病患者也许对社会而言毫无用处,但他仍然拥有作为人的尊严,这就是我的精神病学信条。

没有这一条,我就失去了作为精神病学家的价值。我这样是为了谁的利益考虑呢?仅仅是为了一个受损而无法修复的大脑机器吗?如果病人不再重要,那安乐死就是正当的。

精神病学的人性化回归

长期以来（实际上有半个世纪之久），精神病学试图将人的心理仅仅看作是一种机制，因而对精神疾病的治疗纯粹在技术层面进行。我认为，这个梦想已经破灭了。现在，人们关注的并不是心理药物方面的方法，而是人性化的精神病学方法。

但是，如果一个医生仍然只是把自己当作是技术人员，那他就等于承认自己眼中的病人只是一台机器，而不是一个患病的人！

人不是万物中的一种。物是相互决定的，但人最终是自我决定的。人能成为什么（在天赋与环境的限度内），是人自己决定的结果。举例来说，通过集中营这个鲜活的实验室、这个测试场，我们目睹有的人表现得像猪猡，有的人表现得像圣徒。人的内在中，这两种可能都有。但最终表现出哪一种，取决于人的决定，而不是外在的条件。

我们这一代人是现实的，因为我们已经了解了人的本来面目。毕竟，发明了奥斯威辛集中营的毒气室的是人，而嘴里念着祷文或者《希玛·伊斯雷尔》(*Shema Yisrael*)进入那些毒气室的也是人。

后 记

2006年1月27日是奥斯威辛集中营被捣毁61周年纪念日，曾经有150万人在那里死去，世界各国都在举办各种活动来纪念大屠杀。几个月后，他们还可能庆祝那一恐怖时期流传下来的最不朽作品的出版。它就是1946年出版于德国的《一个心理学家在集中营的经历》，后来它被改名为《对生命说"是"》，再版时增补了"意义疗法导论"和介绍"悲剧性的乐观主义"的"写在后面的话"（或者说是"在面对痛苦、内疚和死亡时如何保持乐观"）。该书的英译本最初出版于1959年，书名为《活出生命的意义》。

这部作品已销售达1200多万册，被翻译成24种语言。1991年美国国会图书馆及每月好书俱乐部做过一项问卷调查，询问读者"哪本书改变了你的生活"，结果显示，《活出生命的意义》居"美国最有影响力的十大图书"之列。它曾激励过宗教的和哲学的思想家、精神卫生专家、教师、学生和各行各业的普通读者。许多大学、研究生院和高中都指定它为学生的心理学、哲学、历史、文学读物，以及从事大屠杀、宗教及神学方面研究的参考书。它何以具有如此广泛的影响和如此长远的价值呢？

维克多·弗兰克尔的生活几乎跨越了整个20世纪。他于1905年出生，1997年去世。三岁时，他决心要做一名医生。在自传体回忆录中，他回忆说自己很小的时候就会"花几分钟时间琢磨生命的意义，尤其是未来日子的意义及其对我的意义"。

十几岁时，弗兰克尔沉迷于哲学、实验心理学和心理分析。高中时，为了补充课堂知识，他参加了成人教育课程，开始与弗洛伊德通信，后者曾将弗兰克尔的一篇文章投给了《国际心理分析杂志》。该杂志后来发表了那篇文章，那年弗兰克尔只有16岁。同年，他参加了一个成人教育的哲学研究小组。导师非常欣赏弗兰克尔的超常智力，邀请他就生命意义做一场演讲。弗兰克尔告诉听众："我们自己必须回答生活向我们提出的那些问题，而要回答那些问题，我们就必须担负起生活的责任。"这一信念成了弗兰克尔个人生活和专业研究的基石。

受弗洛伊德的影响，还在读高中的弗兰克尔决定做一名精神病学家。有同学说他有帮助他人的天赋，这使他意识到自己不仅在诊断心理问题方面有独到之处，还擅长发现人的行为动机。

弗兰克尔的第一份咨询工作完全是自己创业——他创立了维也纳第一个私人的青年咨询项目，专门做问题青少年的工作。从1930年到1937年，他在维也纳的大学诊所担任精神病专家，负责照顾自杀未遂的病人。他试图帮助病人，为抑郁症患者和其他心理疾病患者找到赋予生活意义的办法。1939年，他成了维也纳唯一的犹太医院——罗斯柴尔德医院神经官能症科的主任。

第二次世界大战的最初几年，在罗斯柴尔德医院的工作在一定程度上保护了弗兰克尔及其家庭免遭驱逐。但是，在国家社会党政府关闭了医院以后，他意识到自己极有可能被送到集中营。1942年，驻维也纳的美国领事通知他可以申领到一个美国签证。虽然逃出奥地利意味着他有可能完成意义疗法的专著，但他还是决定放弃这个机会：他觉得为了自己年迈的父母，他应该留在奥地利。1942年9月，弗兰克尔及其全家被逮捕并驱逐出境。弗兰克尔在以后的3年里先后被关押在奥斯威辛、达豪等4个集中营。

重要的是，弗兰克尔的牢狱生涯并不是他写作《活出生命的意义》一书的唯一动力。在被驱逐之前，他就开始思考对生命意义的追求乃至精神健康和人类繁荣之关键等问题了。作为囚徒，他突然被迫估量自己的生命是否还有任何意义。他能够幸存下来是求生的意志、自我保护的本能、正派人给予的一些帮助及精明等因素综合作用的结果。当然也有赖于运气，比如他被关押在什么地方、看守的脾气、在哪里排队以及该相信谁等等。不过，要战胜集中营生活的屈辱感和被剥夺感还需要别的因素发挥作用。弗兰克尔不断地从人类特有的能力，如天生的乐观主义、幽默、心理审视、短暂的独处、内心的自由和绝不放弃也绝不自杀的意志力中获得力量。他认识到自己必须努力为未来而活下去，也从对妻子的爱、要完成自己的意义疗法著作的强烈愿望中汲取力量，还从艺术和大自然瞬间的美丽中发现了意义。最重要的是，他意识到，不论发生什么，他仍有自由去选择如何应对苦难。他把这不仅看作一个选择，而且是"担当自己生活重负"的责任。

　　弗兰克尔的有些观点是富有启发性的，比如他对濒死病人和四肢瘫痪病人如何接受厄运所做的解释。还有些观点反映了他远大的抱负，比如一个人能够通过"努力为有价值的目标和自由选择的任务奋斗"发现生命的意义。他告诉我们，存在之挫折如何激发一名不幸的外交官去寻找更适合自己的新职业。

弗兰克尔还通过更多的道德劝诫呼唤人们注意"每个人的现状与未来之间的差距"以及"人是负责任的,应当实现自己生命的潜在意义"。他视自由与责任为一枚硬币的两面。面对美国听众,他爱说这样一句话:"我建议在西海岸立一尊责任女神像以衬托东海岸的自由女神像。"他说,要实现个人的意义就必须超越主观的快乐,办法是去做某件"为了某事或者他人的事,或者献身于某种事业或所爱的人"。弗兰克尔自己本来可以安全地逃往美国,但为了照顾父母,他选择留在了维也纳。他曾经跟父亲待在同一个集中营里,想方设法给父亲弄到一些吗啡以减轻其病痛。在父亲临终时,他守护在父亲身边。

即使在充满沮丧和悲伤时,弗兰克尔的乐观主义及其对生活一贯的执着使他坚信:希望和积极的能量能够化挑战为胜利。他提出:"苦难不一定是追寻意义所必需的,但尽管有苦难,生命仍然可能有意义。"他接着指出:"承受不必要的苦难与其说是英雄行为,毋宁说是自虐。"

20世纪60年代中期,我第一次阅读《活出生命的意义》,当时我是哲学教授。一位曾经被关押在纳粹集中营的挪威哲学教授向我推荐了这本书。我的这位同事表示他非常赞同弗兰克尔的观点:滋养内心的自由,拥抱自然、艺术、诗歌和文学之美,感受对家庭和朋友的爱,是十分重要的。但是其他个人选择、行动、关系、爱好甚至简单的快乐也能给生命赋予意义。那么，为什么一些人觉得自己如此空虚？弗兰克尔的智慧尤其值得一提，这就是个人如何看待各种挑战与机遇的态度问题。积极的态度既可使人备感欢乐与满足，也能使人经受苦难和挫折。消极的态度则会加剧痛苦，削弱快乐、幸福和满足感，甚至导致抑郁或疾病。

我的朋友也是我从前的同事诺曼·寇森斯（Norman Cousins）一直在不倦地宣扬积极的情绪在促进身体健康方面的价值。他警告说，消极情绪可能损害健康。虽然有人批评他的观点过于简单化，但是后来的心理神经免疫学的研究成果证实，积极的情绪、期待和态度能够增强我们的免疫力。这一研究也强化了弗兰克尔的信念：人对待一切事情（不论是生死攸关的挑战还是日常琐事）的积极态度有助于成就我们的生命意义。弗兰克尔努力宣传的这一简单真理对每个有幸倾听他讲话的人都会产生深刻影响。

人类做出的选择应该是积极的而不是消极的。在做出个人选择时，我们肯定了我们的自主性。"人不是万物之中的一种，物是相互决定的，"弗兰克尔写道，"但人最终是自主决定的。人能成为什么（在天赋与环境的限度内），都是人自己决定的结果。"比如，绝望的阴云会毁灭一名在赎罪日战争（Yom

Kippur War）中失去双腿的年轻以色列士兵的生命，他陷入抑郁而企图自杀。有一天，一个朋友注意到他变了，他的面容从沮丧变得庄严而神气。这名士兵就是因为阅读了《活出生命的意义》一书才发生如此巨大的转变。得知这名士兵的故事后，弗兰克尔对"有这种自我阅读疗法——通过阅读而治愈的疗法"感到吃惊。

弗兰克尔的评论表明了《活出生命的意义》何以对众多读者有如此巨大的影响力。面临挑战或危机的人可能会向家庭、朋友、治疗师或神父寻求建议和帮助。有时这样的建议和帮助是管用的，有时候则不然。面对困难抉择的人也许不能完全意识到自己的态度对必须要做的决定有多大程度的影响。弗兰克尔给那些追寻生存困境之答案的读者提出一个关键性指令：他不是告诉人们该做什么，而是告诉人们为什么他们必须那么做。

1945年，弗兰克尔从图尔克海姆集中营获救后（他差点因伤寒死在那里），发现自己极为孤独。8月，他回到维也纳的第一天就得知怀孕的妻子蒂莉因疾病和饥饿惨死于集中营。其父母和弟弟也是一样。他强忍失去亲人的悲痛和无比的忧郁，决定留在维也纳，重操精神病学家的旧业——当那么多人尤其是犹太心理分析家和精神病学家移居他国时，这样的决定是非同寻常的。他这么做的原因可能有几个：他觉得离不开维也纳，尤其离不开那些战后需要他帮助的精神病患者；他极力推崇和解而非复仇。他曾说："我忘不了别人给过我的恩惠，也不抱怨别人对我做过的坏事。"他摒弃集体罪责的观念。他知道维也纳的同事和邻居可能知晓甚至参与了对他的迫害，但他不质疑他们为什么没有加入抵抗运动或以死抗争；相反，他深信，即使是邪恶的纳粹罪犯或看起来没救的疯子也有某些潜在的通过做出负责任的决定而超越罪恶或疯癫的可能性。

他全身心地投入工作。1946年，他重写了在第一次被驱逐时毁掉的书稿（《医生与灵魂》）。同年，仅用了9天，他完成了《活出生命的意义》。他希望通过自己的著作扭转个人的异化和文化的偏差，这种异化和偏差困扰着许多人，使他们感到"内在的空虚"或"自我的虚无"。也许这一系列活动也让弗兰克尔恢复了对自身生命意义的把握。

两年后，他与埃里奥诺·施文特（Eleonore Schwindt）结婚。她跟他的前妻一样，也是名护士，不同的是她信奉犹太教，而蒂莉信奉天主教。这或许只是小小的巧合，但这符合弗兰克尔的特点：他接受某个人，不是看那个人的宗教信仰或世俗信念。他尊重每个人的独特性和尊严。这从他对弗洛伊德和阿德勒的尊敬可以看出来。尽管他不同意他们的哲学和心理学理论，但他还是很珍惜与哲学家们的私人关系。这些人各有特点，包括前纳粹同情者马丁·海德格尔（Martin Heidegger），主张追究集体罪责的卡尔·雅斯贝斯（Karl Jaspers），天主教哲学家和作家加布莱尔·马塞尔（Gabriel Marcel）等。作为精神病学家，弗兰克尔一直避免公开提及自己的宗教信仰。他喜欢说精神病学的目的是治疗灵魂，而拯救灵魂是宗教的事情。

他担任维也纳普利克里尼克医院神经官能症科主任长达25年之久，为专业人士和普通读者写了三十多部著作。他在欧洲、美洲、澳洲、亚洲和非洲广泛游历讲学，在哈佛大学、斯坦福大学和匹兹堡大学担任教授，还是美国圣迭戈国际大学意义疗法的杰出教授。他与政治家、哲学家、学生、老师，甚至教皇保罗二世这样的世界领袖以及读过他的书并深受启发的人会谈。即使在90多岁时，他仍然跟世界各地的来访者交谈，每周都要亲自回复数百封来信中的一部分。29所大学授予他名誉学位，美国精神病学会还授予他奥斯卡·普菲斯特奖（Oskar Pfister Award）。

作为治疗精神病的一种方法，意义疗法运用存在分析帮助患者解决自身的情感冲突，这是弗兰克尔的首创。他鼓励治疗师探究超越患者过去或当下的问题，让患者自己通过做出个人的选择和承担职责来创造富有成果的未来。他对人性的洞察通过他多产的著作、富有感染力的演说和巨大的个人魅力影响了几代治疗师。他激励治疗师创造性地去运用存在分析而不是死守教条。他表示，治疗师应当关注患者个人的特殊问题，而不是运用抽象的理论推导问题。

尽管日程紧张，弗兰克尔还要挤出时间学习飞行课程，享受其终生的爱好——登山。他开玩笑说，弗洛伊德和阿德勒的"深度心理学"强调切入患者的过去以及潜意识的直觉与希望，而他不是，他奉行的是"高度心理学"，注重的是个人的前途以及有意识的决定和行动①。他的心理治疗方法强调帮助别人通过自我超越而达到人生意义的新高度，这些是通过积极的努力、运用适当的方法、接受限制以及明智决策来实现的。他的目的是启发人们认识到自己的能力，认识到应该运用自己选择的能力去实现个人的目标。在写到"悲剧性乐观主义"时，他提醒我们："世界的状况不妙，除非我们每个人都竭尽所能，否则一切会越变越糟。"

有一次，有人请弗兰克尔用一句话概括他本人生命的意义。

---

① 弗兰克尔的学生巴恩斯（Barnes）对此解释道：深度心理学注重于回顾过往的经历对我们产生的影响；高度心理学注重于审视自我的优势，找寻现有的及未来的人生意义。——译者注

他把回答写在一张纸上,让学生们猜他写下了什么。安静思考之后,一名学生的回答让弗兰克尔大吃一惊。那名学生说:"您生命的意义在于帮助他人找到他们生命的意义。"

"一字不差,"弗兰克尔说,"你说的正是我所写的。"

威廉·J. 温斯莱德(William J. Winslade)

威廉·J. 温斯莱德是哲学家、律师和心理分析家,在得克萨斯大学设在加尔维斯顿的医学院和休斯敦大学法学研究中心教授精神病学、医学伦理学和医学法理学。

精选书信

给威廉（Wilhelm Börner[①]）和塞弗·伯纳（Setpha Börner）的信

1945 年 9 月 14 日

亲爱的！

我到维也纳已经四个星期了。终于有机会给你们写信了。但是我只有悲伤的消息要告诉你们：从慕尼黑出发前不久，我得知我母亲在我之后一周也被送往奥斯威辛集中营了。这意味着

---

① 威廉·伯纳，哲学家、教育家（1882—1951），维克多·弗兰克尔一生的朋友，领导了维也纳的"道德社区"。伯纳在维也纳成立了世界上第一个自杀咨询机构。伯纳的倡议也是弗兰克尔建立青年咨询中心的重要动力。伯纳曾作为志愿咨询师参与青年咨询中心的工作。

什么,你们肯定非常清楚。而我刚回到维也纳,就得知了我妻子已经去世的消息。她从奥斯威辛被派到布雷斯劳的特拉滕贝格战壕工作,然后又被送到臭名昭著的卑尔根-贝尔森集中营。正如蒂莉①以前的一位同事来信中写到的那样,在那里妇女们遭受了"可怕的、难以形容的痛苦",而在死于斑疹伤寒的人中间,蒂莉名列其中(这封信来自前卑尔根-贝尔森医院护士中唯一的幸存者)。我听到过一位卑尔根-贝尔森幸存者向我描绘的那种"难以形容"的苦痛。请原谅我在此无法重复。

所以现在我是彻底的孤身一人了。没有经历过类似遭遇的人可能无法理解我的心情。我非常疲倦,非常悲伤,非常孤独。我再也没有什么可希望的,也再也没有什么可害怕的。我的生活没有乐趣,只有职责,我活着完全出于良知。我重新调整自己,我开始重写手稿,既为了出版,也为了自我康复。两位处境不错的老朋友以最感人的方式支持着我的写作。但是没有成功能使我快乐,在我眼中一切都无足轻重、虚无缥缈、徒劳无益。我感到一切都遥不可及。所有的一切对我来说什么都不是。最好的②都没有回来[连我最好的朋友休伯特·格苏尔(Hubert Gsur)也被斩首了],他们留下我独自一个人。在集中营里,我

---

① 蒂莉·格罗瑟(Tilly Grosser),弗兰克尔的第一任妻子。
② 指作者失去的家人。——译者注

们以为我们处于人生的谷底,然而当我们回来后,却发现没有什么东西幸免于难,就连我们赖以生存的东西也被摧毁了。几乎在我们回归人群的同时,我们却发现自己跌得更深,陷入了无边无际的苦痛之中。除了啜泣着翻阅《诗篇》以外,似乎没有更多的事情可做。

也许你们会向我微笑,也许你们会生我的气,但这一点都不自相矛盾。当我经历我所描述的那些事情时,我并没有消除任何我对之前生活的肯定。相反,如果我没有这种坚如磐石、积极的人生观,在集中营的最后几个星期、几个月里,我可能会变成什么样子呢?

不过,我现在开始从更大的视角来看待一切。我日益明白,生命是如此充满意义,即使在苦难中,甚至在失败中,也一定富有意义。我唯一感到安慰的是,我可以问心无愧地说,我意识到了我所面临的机遇。我的意思是说:我把它们变成了现实。我和蒂莉短暂的婚姻,就是这种情况。我们所经历的一切是无法改变的,它已经成为过去,但是这个"已经成为"也许是存在最确定的形式。

最后,有几个好消息:瓦里·劳弗(Vally Laufer)还活着,在维也纳生活得很好,他就像是潜水艇似的躲在这里(非法的)!我告诉你们这个消息,好让斯黛拉(Stella)和我的岳父,还有我的妻弟古斯塔夫·D. 格罗瑟（Gustav D.Grosser）知道真相。不幸的是，沃尔特（Walter）也可能死在了奥斯威辛集中营。蒂莉的姨妈赫塔·威瑟（Hertha Weiser）在维也纳战斗的最后几天，失去了丈夫。你们和尤金·霍夫曼（Eugen Hofmann）、埃尔希·库普弗伯格（Elsie Kupferberg）、西娅·基斯曼（Thea Kissmann）还有联系吗？你们收到我经过伯曼时发出的第二封信了吗？原谅我这些杂乱潦草的字迹，因为我是不得不在手术期间一点一点写的。

致以最热烈的问候！

你们的维克多

巴伐利亚州蒂尔克海姆集中营
被捣毁四十周年纪念演讲

1985 年 4 月 27 日

尊敬的各位来宾：

首先，感谢你们邀请我，我很荣幸。你们给了我说话的机会，我想为死去的那些人也说几句。我出生在维也纳，但蒂尔克海姆是我后半生的重生之地。不久前，我 80 岁了，而我 40 岁的生日是在蒂尔克海姆集中营度过的。那一次我的生日礼物是，经过好几周的斑疹伤寒，我第一次摆脱了发烧。

所以我要先向死去的同伴们致意。不过，我首先要感谢制作纪念碑的高中生们。我也代表那些死去的人感谢他们，感谢他们把纪念碑奉献给所有的逝者。我也必须对那些解救了我们、挽救了我们这些幸存者生命的人说声谢谢。我还想讲一个小故事。几年前，当我在得克萨斯州首府的大学里讲授我所创立的心理疗法，也即意义疗法时，首府市长给了我荣誉市民的称号。

我回应说，与其让我成为他所在城市的荣誉市民，还不如让我正式称呼他为荣誉的意义治疗师。因为如果当年得克萨斯州的年轻人（其中一些人还牺牲了生命）没有冒着生命危险去解救我们，那么1945年4月27日，就不再会有维克多·弗兰克尔，更不用说什么意义疗法了。听到我这么说，市长流泪了。

现在，我还要感谢蒂尔克海姆人民！每当我在加利福尼亚州的美国国际大学上学期最后一课时，我都会应学生们的要求向他们展示一系列幻灯片：我在战后拍摄的集中营的照片。最后，我总是给他们看我在铁路路堤另一边拍的一张幻灯片，上面是一座大农舍的正面，我把住在那里的一大家子人召集到了房子前面拍的照片。这些人在战争的最后几天，冒着生命危险把从集中营逃出来的匈牙利犹太女孩藏了起来！通过这张幻灯片，我想展示我最深的信念——从战后的第一天起就是如此：那就是，并没有集体罪责！更不用说（如果我可以这么说的话）一种追溯性的集体罪责，没有人要为他们的父母甚至祖父母那一代人曾经做过的事情负责。

罪责只能是个人的罪责——为自己做过的事而担责，甚至是为自己没有做过的事而担责。但即使这样，我们也必须对一些人的担忧有所了解——他们担心自己的自由，甚至担心他们的生命，尤其是担心他们家人的命运。当然，也有一些人宁愿让自己被关进集中营，也不愿违背自己的信念。但其实人只能要求一个人怀有英雄主义，而那个人只能是他自己。至少，一个人只有在证明他自己宁可去集中营也不愿顺从或妥协的情况下，才有理由要求其他人也怀有英雄主义。

但是，那些安全地待在国外的人，他们不能要求别人宁愿去死，也不要去追求机会主义。再想想：那些在集中营里的人在做出评判时，通常比那些能够获得自由的移民，或者那些直到几十年后才出生的人要温和得多。最后，我必须要感谢一位很不幸无法参加这次活动的人，他就是蒂尔克海姆集中营的指挥官赫尔·霍夫曼（Herr Hofmann）先生。我似乎仍能看到那一幕：当衣衫褴褛、冻得发僵、没有毯子的我们从考弗林三世集中营被送到蒂尔克海姆集中营时，他站在我们面前，因为吃惊于我们被送到这里时的惨状而破口大骂。我们后来还发现，他曾花钱偷偷给犹太囚徒买药。

几年前，我邀请了一些蒂尔克海姆市民在当地一家客栈聚会，他们曾经帮助过集中营的囚徒；我希望霍夫曼先生也能参加，但是他已经在那不久之前去世了。从一个你们肯定都认识的当地神职人员（他也死了）那里，我才知道霍夫曼本人直到他的生命结束时都一直备受自责的折磨，而他实际上并不需要那样。我多么希望，我能帮助他获得解脱。

现在你们肯定会反对：那的确很好，但是像霍夫曼这样的人是个例外。也许确实如此，但他们这样的人很重要，至少在理解、宽恕和和解方面是这样的！我觉得这样说是有道理的。著名的拉比——利奥·贝克（Leo Baeck），他在1945年的时候（想象一下，那还是1945年！）写了《为和解祈祷》(*Prayer for Reconciliation*)，在其中他明确地说道："唯有良善才最重要！"

如果你们要向我指出，实际上过去没有多少良善时，那么我只能用另一位伟大的犹太思想家的话来回应，他就是哲学家本尼迪克特·斯宾诺莎。在他的主要著作《伦理学》的结尾，写着这样的一句话：sed omnia praeclara tam difficilia, quam rara sunt（一切伟大之事，之所以难得，正因其难以做到）。事实上，我个人认为正派的人是少数，过去是这样，将来也是这样。不过这并不是什么新鲜事。有一个古老的犹太传说指出，世界的存在取决于世界上总是有36个正直之士——只有36个！我不能确切地告诉你到底有多少正直之士，但我确信在蒂尔克海姆，过去有不少正直的人，现在也有不少正直的人。当我们现在纪念蒂尔克海姆集中营的死者时，我还要以这些死者的名义感谢蒂尔克海姆镇正直的人民。

希特勒入侵五十周年演讲

1988年3月10日,维也纳市政厅广场

女士们、先生们:

在这个值得纪念的时刻,当我请求你们和我一起回想我的家人时,我希望得到你们的理解。我的父亲——他死在特里西恩施塔特(Theresienstadt)集中营;我的兄弟——他死在奥斯威辛集中营;我的母亲——她在奥斯威辛集中营的毒气室里被杀;我的第一任妻子——她在卑尔根-贝尔森集中营失去了生命。而且,我必须要求你们不要期待我心怀仇恨。我应该仇恨谁呢?我只认识受害者,并不认识行凶者,至少我本人并不认识他们——而且我拒绝接受一些人负有集体罪责的说法。没有集体罪责这种说法,它并不存在。我不是今天才这样说,而是从我被解救出来的那一天开始就这样说——那时候公开反对集体罪责的想法是完全不可能的。

在任何情况下，罪责都只能是个人的罪责——为自己做过的事而承担罪责，或者为自己可能没有做到的事承担罪责！但我不能为别人做过的事而承担罪责，即使是我的父母或祖父母。我觉得以前那些遭受集体迫害的受害者应该会第一个同意我的意见，否则他们就会把年轻人赶进旧纳粹或新纳粹的怀抱。

好了，现在我回过头来讲我从集中营得到解救后的事情。我搭乘第一辆能搭到的卡车（即使是非法的也无可厚非）回到维也纳。在随后的几年里，我去过美国63次，但是每次都回到了奥地利。不是因为奥地利人特别爱我，而是因为我太爱奥地利了，我们知道爱并不总是建立在互惠的基础上。当我在美国时，不少美国人问我："弗兰克尔先生，你在战前为什么不来美国？你本来可以躲过灾难的。"然后我向他们解释，我必须等上几年才能拿到签证，当最终得到签证时，已经太晚了，因为我无法做到让年迈的父母在战争中听天由命。然后美国人问我："那你为什么不在战后来找我们呢？难道说维也纳人对你和你的家人做的（恶）还不够多吗？"

然后我对那些人说："举例说吧，在维也纳，有一位天主教徒男爵夫人，她曾经冒着生命危险掩护我的一位表亲，从而挽救了他的性命。还有一位社会党律师，他冒着极大的个人风险，每当可能的时候就偷偷地给我送食物。"你们知道那是谁吗？他就是后来的奥地利副总理布鲁诺·皮特曼（Bruno Pittermann）。现在，我继续问那些美国人："为什么我不应该回到这些人所在的城市呢？"

女士们，先生们，我听到你们说：那的确很好，但那些人只是例外——规则的例外，通常，按常规人们只是机会主义者——他们本应该抵抗的。女士们，先生们，你们是对的，但是请想一想：抵抗的前提是怀有英雄主义，而在我看来，一个人只可能要求一个人怀有英雄主义，那就是他自己！

不管是谁说有人宁愿被关起来也不愿向纳粹屈服，但除非他们自己已经证明他们宁愿被关进集中营，他们才能够这么说。请考虑一下：那些曾在集中营待过的人通常对机会主义者的评判要轻得多——比那些在国外待了很久的人要轻得多，更不用说年轻一代。年轻一代怎么能想象得到，那些人是多么害怕，他们是如何为他们的自由、为他们的生命、为他们家庭的命运、为他们一直担负的职责而颤抖？我们只能更加钦佩所有那些敢于参加抵抗运动的人。我想到了我的朋友休伯特·格苏尔，他因破坏军队而被判处死刑，并被送上断头台处决。

民族社会主义①滋养了种族主义。在现实中，只有两个"种族"，也即正派人的"种族"和不正派人的"种族"。而"隔离"则贯穿于所有的国家，以及每一个国家之内所有的党派。即使在集中营里也会不时碰到党卫军里一些正派的人，如同在集中营囚徒中遇到一两个坏蛋一样，更别说监狱里的那些狱头了。正派人是少数，他们过去是少数，而且极有可能会一直是少数，而我们必须适应这一点。当一个政治系统把那些不正派的人，即一个国家的消极因素，送到最高层时，就会面临危险。没有国家能够幸免于此，在这一点上，每个国家原则上都有可能进行大屠杀！来自社会心理学领域的耸人听闻的科学实验结果，已经证明了这一点。为此，我们要感谢一位美国人，他的实验被称为米尔格兰姆实验。

如果我们想从所有这一切中提取出一些政治后果，我们应该假设基本上只有两种政治类型，或者更好的说法是，只有两种类型的政治家：一种是那些相信目的证明手段的人，但可能是任何手段；而另一种类型的政治家很清楚地知道，有很多手段可能亵渎哪怕是最神圣的目的。我所信任的正是这样的政治家，尽管在1988年前后有很多喧闹和诉求的声音，更不用说

---

① 指纳粹德国民主社会党。——译者注

周年纪念日了。但是我相信他们能听到理性的声音，确保所有心怀善意的人，能够穿越所有坟丘和所有地域，彼此之间，心手相牵。

感谢你们的聆听。

词汇表

反犹太主义： 针对犹太人的偏见。

奥斯威辛： 最知名、恐怖的集中营之一，位于现在的波兰境内。也称奥许维兹－比克瑙。

卑尔根－贝尔森： 德国北部的一个集中营，因缺乏食物和卫生条件差而臭名昭著。弗兰克尔的第一任妻子蒂莉于1944年在此去世。

囚头： 集中营的囚徒之一，被任命负责监督其他囚徒进行强迫劳动。

集中营： 纳粹主义者囚禁和灭绝犹太人和其他少数种族人民的地方。

达豪： 位于德国南部的一个集中营。

毒气室： 大屠杀期间用毒气杀死受害者的房间。

盖世太保：纳粹德国的秘密警察部队，抓捕目标是纳粹的反对者。

大屠杀：纳粹在第二次世界大战中对约600万犹太人和几百万其他受害者发起的种族灭绝行为。

考弗林：德国达豪集中营的附属营地。弗兰克尔于1944年被囚禁在这里。

纳粹德国：也被称为第三帝国，指的是当时由阿道夫·希特勒控制，并以种族主义、反犹太主义和压迫为特征的德国。纳粹党官方全称为德意志民族社会主义工人党。

党卫军：纳粹军事组织，为阿道夫·希特勒执行监视、逮捕和处决活动。

特里西恩施塔特：位于现捷克共和国境内的集中营。弗兰克尔曾被囚禁在此，后被转移到奥斯威辛、考弗林和蒂尔克海姆集中营。

蒂尔克海姆：位于德国达豪集中营的附属营地。弗兰克尔被囚禁在这里，直到1945年该集中营被美军士兵捣毁。

维克多·弗兰克尔生平以及大屠杀年表

1905 年　　维克多·E. 弗兰克尔于 3 月 26 日出生于奥地利维也纳。

1928—1929 年　弗兰克尔为维也纳和其他 6 个城市的青少年提供免费咨询,同时开始在精神病学大学诊所工作。

1930 年　　弗兰克尔获得医学博士学位。

1933 年　　弗兰克尔在精神病诊所负责自杀女性的诊治。1 月 30 日,阿道夫·希特勒成为德国总理;4 月 1 日,纳粹组织在全德国范围内抵制犹太人的商业活动;5 月 10 日,纳粹支持者在德国全民集会期间焚烧犹太人和政治反对派撰写的书籍。

1935 年　　纳粹政府颁布《帝国公民法》,剥夺了犹太人的德国公民身份;颁布《德意志血统和荣誉保护法》，禁止犹太人与"德国人血统或相关血统的人"通婚。

1937年 弗兰克尔开始了其在神经病学和心理学方面的实践。

1938年 德国军队进入奥地利，奥地利随后被并入德意志帝国。在全德国范围的"碎玻璃之夜"期间，纳粹及其同伙烧毁犹太教堂，抢劫犹太人的家庭和商铺。至少有91人被杀；大约有3万犹太人被捕入狱，并被关在布痕瓦尔德、萨克森豪森、达豪和毛特豪森集中营。

1939年 弗兰克尔取得了赴美签证，但出于对年迈父母的担忧，他任签证过期而继续留在奥地利。3月15日，德军占领了捷克；9月1日，德军入侵波兰，促成第二次世界大战爆发。

1940年 弗兰克尔被任命为罗斯柴尔德医院的神经官能症科主任，为期2年；这是纳粹政权下当时维也纳唯一的犹太人医院。

1941年 弗兰克尔与他的第一任妻子蒂莉·格罗瑟结婚。6月22日，德国及其轴心国军队入侵了苏联。德国名为"专案组"的暗杀小队被分派到前线识别和杀戮犹太人。党卫军（英文普遍简称为SS）在奥斯威辛集中营进行了首次毒气试验。

1942年　弗兰克尔与妻子、父亲、母亲和兄弟一起被捕，并被带到德国占领的捷克斯洛伐克的特里西恩施塔特集中营。他的父亲死于饥饿。1月20日，纳粹高级官员开会讨论"终极解决方案"计划，也即他们对欧洲犹太人进行的种族灭绝计划。

1944年　弗兰克尔与蒂莉一起被送到奥斯威辛集中营。一周后，他的母亲也被送去，并立即在毒气室被杀害。蒂莉被转移到德国的卑尔根-贝尔森集中营，死在那里时24岁。后来，弗兰克尔经维也纳被运送到考弗林和蒂尔克海姆集中营。

1945年　弗兰克尔所在集中营被捣毁，他返回维也纳，却发现亲人都已死去。4月30日，希特勒在柏林自杀;9月2日，第二次世界大战正式结束。纽伦堡审判中，许多纳粹头目因参与大屠杀被起诉。

1946年　弗兰克尔担任维也纳神经病学门诊部主任，持续达25年之久。同年他出版了德文版《从死亡集中营到存在主义》。

1947 年　弗兰克尔和埃里奥诺·施文特结婚，并生育女儿加布里埃。

1948 年　弗兰克尔获得哲学博士学位，并成为维也纳大学神经病学和精神病学的副教授。

1954 年　伦敦、荷兰和阿根廷的一些大学邀请弗兰克尔进行演讲。美国一些著名的心理学家开始传介弗兰克尔及其作品。

1959 年　《从死亡集中营到存在主义》英文版出版。

1960 年　弗兰克尔成为哈佛大学的客座教授。

1963 年　《从死亡集中营到存在主义》以新的书名《活出生命的意义》出版。

1966—1972 年　弗兰克尔受邀担任几所大学的客座教授，并在美国各地任教。

1988 年　纪念希特勒入侵五十周年纪念日，弗兰克尔在维也纳发表了一场很有影响力的演讲。

1997 年　弗兰克尔因心脏衰竭去世，享年 92 岁。

译后记

  维克多·弗兰克尔的这本《活出生命的意义》(青少年版)，是作者通过回顾在二战时期纳粹集中营的悲惨遭遇，以及在此期间对人性的思考和战后对人生意义的探求，写成的一本关于"意义疗法"的人生哲学巨著。读来震撼心灵，发人深省。

  1938年，德国入侵奥地利，随后奥地利被并入德国。成千上万的犹太人被捕，并被送往集中营。作为犹太人，弗兰克尔未能逃脱厄运。尽管已经获得美国签证，本可以离开奥地利，但因为担忧父母，他最终选择留了下来。谁知不久，他和妻子、父母、兄弟等家人被先后送进了集中营。

  知道二战历史的人，对臭名昭著的纳粹集中营都应该有所了解。在到处充满死亡气息的集中营里，个体作为人的尊严几乎被毁灭殆尽。在被称为"死亡工厂"的集中营里，囚犯们只是一个个标在衣服上的号码，而一个号码的死活无关紧要。恐惧、寒冷、饥饿、疾病、鞭打、无休止的劳作，以及不知何时就被送进毒气室的未知命运，成了每日萦绕在囚犯们心头的噩梦，挥之不去。身处无边的恐怖之中，活下去成了每一个人唯一的奢望。

令人敬佩的是，虽然在集中营里饱受纳粹种种折磨，弗兰克尔却凭借坚强的意志和对生命意义的阐释，给身边无数濒临绝望的人带去了生的希望。身为犹太人，弗兰克尔既是不幸的，又是幸运的。在经历了三年多的炼狱生活，辗转奥斯威辛等多个集中营之后，差点因为伤寒死去的弗兰克尔，和受他鼓舞的狱友一起坚持熬到了被解救的时刻，最终走出魔窟，重返家园。

但是人类真实的命运，有时候比想象的还要残酷。回到维也纳，弗兰克尔才得知母亲、妻子等亲人早已在集中营死去。痛定思痛，痛何如哉。弗兰克尔回忆说他"非常疲倦，非常悲伤，非常孤独"。尽管生命中遭受了如此难以承受之痛，但弗兰克尔还是选择了坚强。

1946年，也就在离开集中营返回维也纳之后的第二年，弗兰克尔出版了《从死亡集中营到存在主义》。1948年，他又获得哲学博士学位，成为维也纳大学神经病学和精神病学副教授。此后，他受邀开始到世界各地演讲。1960年，弗兰克尔成为哈佛大学客座教授。1963年，《从死亡集中营到存在主义》重新出版,新书的英文名称定为《Man's searching for Meaning》,也即《活出生命的意义》。

生活吻他以痛,他却报之以歌。在书中,弗兰克尔并没有用过多的笔墨渲染苦难。相反,他用平静的笔触回顾了集中营的苦难生涯,并对他创立的"意义疗法"进行了详尽的论述和形象的阐释。在他看来,心理分析针对过去,而意义疗法着眼未来,着眼于帮助患者找到自我未来可实现的价值,着眼于对人类存在意义的根本追寻。

正如书名所指,本书既是人类对自身苦难的反思和拷问,更是对人类生存意义的探索和追寻。人类生存的意义是什么?个体活着的意义到底又在哪里?就像哈姆雷特曾经追问的那样:To be or not to be, that is the question。默然忍受命运的暴虐的毒箭,或是挺身反抗人世无涯的苦难,通过斗争把它们扫清,这两种行为,哪一种更高贵?

根据意义疗法,努力发现生命的意义正是一个人最首要的动力。世界上没有任何东西比知道生命的意义更能有效地帮助人们生存下去,即使在最恶劣的条件下。如同哲学家尼采所言:"知道为何而活的人,几乎可以承受一切。"

2020年是一个特殊的年份。这一年,新冠病毒带来的肺炎疫情在全世界持续肆虐蔓延,无数的家庭不得不承受生离死别的痛楚。而我的两位至亲，也先后因病离世，让我第一次承受了生命中不可承受之痛，也让我的人生和世界，从此再也不同。

但是，就像弗兰克尔所说，苦痛并非没有意义。因为牢记人类存在本质上的短暂性，所以意义疗法并不是消极悲观的，而是积极向上的。人不是完全被制约和决定的，而是能够决定自己是否屈服于环境或是勇敢面对环境。集中营生活的经验表明，即使是在可怕的心理和生理条件下，人也能够保持一定的精神自由和意识独立。

在集中营生活过的人，都记得那些走过一个个屋子安慰别人、把自己最后一块面包给了别人的人。这足以说明：有一样东西你是不能从人的手中夺去的，那就是最宝贵的自由，人们一直拥有在任何环境中选择自己的态度和行为方式的自由。弗兰克尔用自己苦难和精彩的一生，很好地诠释了这一点。

不仅如此，在本书后面的演讲和书信中，弗兰克尔也充分表达了自己对于人性的关怀。比如他反对那些要求战犯的亲属为战争承担"集体罪责"的观点，而且对于那些被裹挟进战争中的普通人，尽管可能犯有种种不作为的"罪恶"，他也主张应该予以谅解。因为他认为，除了自己之外，我们不能要求别人怀有英雄主义的信念。

可以这么说，不管是对战争中的受害者，还是更多被战争影响的人，弗兰克尔都从人性的角度给出了自己的关怀和理解。如他所希望的那样，所有心怀善意的人，"能够穿越所有坟丘和所有地域，彼此之间，心手相牵"。

感谢弗兰克尔，让我在灰暗的日子里获得温暖，心怀希望。感谢华夏出版社，让我有机会为该书青少年版的出版贡献一点微薄的力量。在翻译的过程中，读着弗兰克尔的文字，我不止一次地想：面对命运抛出的难题，弗兰克尔的回答不只代表他自己，他代表我们所有人，代表我们所有在漫长而短暂的人生中，努力找寻生命真意的人。集中营炼狱般的经历，向我们展示了人类可能遭受的苦难和黑暗。但是弗兰克尔，却像是盗取天火的普罗米修斯一样，用意义疗法为人类带来慰藉和光明，写就了超越自我救赎的壮丽篇章。

青少年时期是人生中最纯真、最美好的日子。陈独秀先生在《青年杂志》上撰写的发刊词《敬告青年》中这样写道："青春如初春，如朝日，如百卉之萌动，如利刃之新发于硎，人生最宝贵之时期也。青年之于社会，犹新鲜活泼细胞之在身。"不过，青少年时期又会面临很多挑战，青少年朋友们会受到来自家庭、学校和社会的很多压力。如果不能够正确地应对，在遇到问题和挫折时，选择逃避甚至一些极端的方式去应对，那很可能会造成一生的遗憾和悔恨。

我相信,《活出生命的意义》(青少年版)一定能给青少年朋友们带去很多思考,也能让大家学会用另一种视角去看待世界,看待成长过程中遇到的一切挑战和困难。要积极乐观,充满热情地拥抱青春岁月那些鲜艳欲滴的日子。要相信爱,学会爱,在爱意融融中与这个世界温柔相待。正如弗兰克尔所言:"拯救人类要通过爱与被爱,因为爱才是人类终身追求的最高目标。"只要爱在,希望就在。

为你们祝福!

张东宾
2020 年 10 月

Copyright © 1959, 1962, 1984, 1992, 2006, 2014, 2017 by Viktor E. Frankl
Afterword © 2006 by William J. Winslade
Foreword © 2016 John Boyne
Published by arrangement with Beacon Press

版权所有，翻印必究。
禁止将本书内容用于人工智能训练，违者必究。

北京市版权局著作权合同登记号：图字：01-2020-7336 号

图书在版编目（CIP）数据

活出生命的意义：青少年版 /（奥）维克多·E. 弗兰克尔（Viktor E. Frankl）著；张东宾，吕娜译 . —北京：华夏出版社有限公司，2021.4（2025.7重印）
书名原文：Man's Search for Meaning: Young Readers Edition
ISBN 978-7-5222-0034-7

Ⅰ.①活… Ⅱ.①维…②张…③吕… Ⅲ.①精神疗法—青少年读物 Ⅳ.① R749.055-49

中国版本图书馆 CIP 数据核字（2020）第 214570 号

活出生命的意义（青少年版）

作　　者	［奥］维克多·E. 弗兰克尔
译　　者	张东宾　吕　娜
责任编辑	王凤梅
责任印制	刘　洋
出版发行	华夏出版社有限公司
经　　销	新华书店
印　　刷	三河市少明印务有限公司
装　　订	三河市少明印务有限公司
版　　次	2021 年 4 月北京第 1 版　2025 年 7 月北京第 5 次印刷
开　　本	880×1230　1/32 开
印　　张	5.5
字　　数	102 千字
定　　价	49.00 元

华夏出版社有限公司　地址：北京市东直门外香河园北里 4 号　邮编：100028
网址：www.hxph.com.cn　电话：(010) 64663331（转）
若发现本版图书有印装质量问题，请与我社营销中心联系调换。